东北亚研究院学者论丛

RESEARCH ON
THE INFLUENCING
FACTORS
OF
THE HEALTH STATUS OF

THE ELDERLY
POPULATION
IN CHINA

中国老年人口健康状况的

影响因素研究

侯建明　著

社会科学文献出版社
SOCIAL SCIENCES ACADEMIC PRESS (CHINA)

摘　要

　　中国是世界上老年人口最多的国家，也是人口老龄化速度最快的国家之一，目前已经进入中度老龄化社会，且未来老年人口的规模和比重仍将持续攀升。在人口老龄化持续加剧和社会风险因素不断增加的双重背景下，我国正面临越来越严峻的老年人口养老问题，其中健康是老年人口养老问题的关键。不仅老年健康现状发展不容乐观，而且严峻的老年健康问题引发国家高度重视。在实施积极应对人口老龄化的国家战略背景下，本书利用中国老年健康影响因素跟踪调查数据（CLHLS 2018）、中国健康与养老追踪调查数据（CHARLS 2018）、中国综合社会调查数据（CGSS 2017），通过构建多元线性回归模型、分位数回归模型、门槛回归模型、中介分析模型，以代际支持理论、健康促进理论、社会资本理论、生命周期理论等为理论基础，以家庭社会经济地位、劳动参与、社区养老服务、社会资本、互联网使用、居住条件、多维能源贫困、代际支持为研究切入点，深入研究各因素对老年人口健康状况的影响效应，得出以下结论。家庭社会经济地位对老年人口健康状况具有正向影响，且对中低龄老年人和农村老年人的健康状况有更大的正向影响；劳动参与对老年人的身体健康状况、心理健康状况有显著的积极影响，且照顾孙子女和参加社交活动在劳动参与对老年人身心健康的影响中起到负向调节作用；社区养老服务能够显著改善老年人口健康状况，该结论具有较强的稳健性，同时对于健康状况更差的老年人的改善效果更加明显；社会网络、社会参与、社会支持均与老年人的抑郁程度有显著的负向关联，即社会资本的增加能显著降低老年人的抑郁程度，且社会资本对抑郁的缓解作用随着老年人抑郁程度的加重而不断增大；互联网使用对老年人的身心健康状况有显著的正向影响，互联网使用通过社交途径对老年人的身心健康状况产生正向影响，通过学习途径仅对老年人的身体健康状况产生正向影响，不通过休闲途径影响老年人的身心健康状况；居住条件的改善能够显著缓解老年人的抑郁状况，且老年人抑郁程度越高，居住条件改善的效果越明显，此外居住条件对不同年龄段老年人抑郁状况的影响具有明显差异；多维能源贫困加重了老年人的抑郁程度，且对抑郁程度越重的老年人而言，这种影响作用更大；子女经济支持对数和子女生活照料对数均对老年人口心理健康状况影响显著，即子女提供的代际支持水平越高，老年人口心理健康状况越好，但是子女精神慰藉对老年人口心理健康状况无显著影响。对此，本书建议不断加大对老年人口的支持力度以更好地保障老年人口健康。

目　录

绪　论

一　研究背景

《中华人民共和国 2023 年国民经济和社会发展统计公报》显示，中国 60 岁及以上人口数量为 29697 万人，占比为 21.1%，其中 65 岁及以上人口数量为 21676 万人，占比为 15.4%。与 2020 年第七次全国人口普查数据相比，中国 60 岁及以上人口比重提高了 2.4 个百分点，65 岁及以上人口比重提高了 1.9 个百分点。世界卫生组织（WHO）提出，某国家或地区 60 岁及以上人口比重超过 20% 或 65 岁及以上人口比重超过 14%，则表示步入中度老龄化社会；60 岁及以上人口比重超过 30% 或 65 岁及以上人口比重超过 21%，则表示步入重度老龄化社会。结合 WHO 标准和我国老年人口比重可知，我国目前已完全步入中度老龄化社会。据国家卫生健康委老龄健康司披露，2035 年左右，我国 60 岁及以上人口比重将超过 30%，这意味着我国即将步入重度老龄化社会。①

目前我国正面临越来越严峻的老年养老问题，其中老年健康是老年养老问题的关键内容，且现状不容乐观。国家卫生健康委员会数据显示，2021 年我国约有 1.9 亿老年人患有慢性病，失能失智人

---

① 陆杰华、林嘉琪：《重度老龄化社会的人口特征、风险识别与战略应对》，《中国特色社会主义研究》2023 年第 1 期，第 59~68 页。

数约为 4500 万。中国疾病预防控制中心数据显示，我国 75% 的老年人患有慢性病，20.8% 的老年人处于失能或部分失能状态。[①] 中国科学院老年心理研究中心实施的全国首次老年心理健康状况调查显示，中国城市社区老年人抑郁情绪检出率为 39.86%。[②]

严峻的老年健康问题引发国家高度重视。2016 年由中共中央、国务院联合印发的《"健康中国 2030"规划纲要》提出，要加强对抑郁症、焦虑症等常见精神障碍和心理行为问题的干预，加大对重点人群心理问题早期发现和及时干预力度；促进健康老龄化，推动开展老年心理健康与关怀服务。2020 年 10 月，党的十九届五中全会审议通过的《中共中央关于制定国民经济和社会发展第十四个五年规划和二〇三五年远景目标的建议》提出，要全面推进健康中国建设，把保障人民健康放在优先发展的战略位置；实施积极应对人口老龄化国家战略，积极开发老龄人力资源。中共中央、国务院于 2021 年 11 月发布的《关于加强新时代老龄工作的意见》提出，加强党对老龄工作的全面领导，坚持以人民为中心，实施积极应对人口老龄化的国家战略。国务院于 2021 年 12 月印发《"十四五"国家老龄事业发展和养老服务体系规划》，对推进健康老龄化工作提出了具体要求。国务院办公厅于 2022 年 4 月印发《"十四五"国民健康规划》，提出要加快完善国民健康政策，持续推进健康中国建设，不断满足人民群众日益增长的健康需求。2022 年 10 月，党的二十大报告明确提出，要把保障人民健康放在优先发展的战略位置，重视心理健康和精神卫生。2024 年 3 月，国家发展改革委、民政部、国家卫生健康委员会三部门修订印发的《"十四五"积极应对人口老龄

---

① 孙燕明：《加强失能老人长期护理保障》，《中国消费者报》2022 年 9 月 30 日，第 2 版。

② 喻婧、李娟：《全国首次老年心理健康状况调查报告》，《中国社会工作》2011 年第 29 期，第 17~18 页。

化工程和托育建设实施方案》再次重申老年健康问题。因此，延缓老年人生理衰退速度，尽可能维持甚至改善老年人健康状况，不仅是保障老年人晚年生活质量的有效措施，而且具有重要的国家战略意义。

关于老年人健康状况影响因素的研究，目前学术界已做了许多有益探讨，对此本书在已有研究的基础上，主要研究以下因素对老年人健康状况的相关影响情况。

家庭社会经济地位因素。积极应对人口老龄化国家战略的实施和老年人力资源的开发，可以使老年人的社会经济地位延缓下降，或得以维持，或继续提高，可以促进老年人的积极老龄化和健康老龄化。以婚姻为基础的家庭，夫妻双方相互扶养，在生活上和经济上紧密相依，资源共享，休戚与共，双方共同决定着整个家庭的社会经济地位，进而对双方产生非常重要的影响。然而，现有研究较多地分析老年人的社会经济地位对其自评健康、身体健康、心理健康等的影响，较少从家庭社会经济地位的视角分析对老年人综合健康状况的影响。

劳动参与因素。研究劳动参与对老年人口健康状况的影响有着重要的理论意义和现实意义。从理论意义来讲，不同于以往研究，本书不仅重点分析了劳动参与对老年人健康状况的影响，为其影响方向的观点分歧提供了新的证据，还探究了两者之间存在的双向影响关系及其所带来的内生性问题，并进一步考察了该效应在不同群体中的异质性，为理解劳动参与对老年人口健康的影响提供了新的视角。从现实意义来讲，本书明确了老年人劳动参与对其健康状况的影响，对老年人寻找适合自己的社会角色、满足更高层次的需求有极大的帮助，为优化国家延迟退休政策及解决劳动力短缺问题提供了参考，除此之外，还有助于老年人力资源开发，开启第二次人口红利，为国家更好地应对老龄化问题提供理论依据。

社区养老服务因素。我国老年人目前普遍选择居家养老模式，但受到子女代际支持不足和需要加强自身社会网络建设的综合影响，我国老年人正在逐渐转向依托社区养老服务辅助家庭养老的新型养老模式。社区养老服务是社区养老事业的重要组成部分，不仅是支持满足老年人多元化养老需求的重要内容，而且能够在预防老年人基础疾病、保障老年人身心健康、快速应对老年人身体突发状况等方面发挥不可替代的重要作用，因此，加强城乡社区养老服务网络建设具有重要的理论和实践意义。由于社区是老年人日常生活中最主要的外出活动场所，尤其在部分城市老破旧小区和广大农村社区中，由于青年群体的持续流出，当地留守老人、空巢老人等特殊老年群体规模越来越大，这使得社区在部分老年人晚年生活中的存在感更加强烈。因此，社区养老服务不仅能够深刻影响老年群体的健康状况，而且能够为新兴的社区嵌入式养老模式的发展提供强有力的支撑。而社区嵌入式养老模式是机构养老和社区居家养老两种模式的补充和整合，能够充分整合现有养老资源，为老年人提供专业、便利及多样的养老服务。

社会资本因素。在影响老年人抑郁的众多因素中，社会资本作为一种无形的社会资源，其健康促进效应越发引起人们的重视。老年人在步入老年期后，往往更加依赖他们所拥有的社会资本，也即所能获得的社会资源，这些资源能够帮助他们改善心理健康状况。

互联网使用因素。党的十八大以来，在习近平总书记关于网络强国的重要思想引领下，互联网发展取得了历史性成就，网上购物、电子支付、远程办公、在线教育、社交软件、网络游戏等早已成为人们生活中不可或缺的一部分。老年人作为特殊的群体，使用互联网的比例相对较低，不过近年来老年网民规模扩大，比例一直在增

长。截至 2021 年 6 月，我国 60 岁及以上网民群体占比 12.2%，超过
1.2 亿人。① 但与此同时，一部分老年人还面临着明显的数字鸿沟和
互联网歧视。良好的健康状况不仅可以让老年人颐养天年，还可以
减轻我国的养老负担。通过使用互联网，老年人可以用社交软件与
亲朋好友保持联系，也可以进行休闲娱乐，还可以学习到各种健康
知识，增强健康意识和健康素养，这些或许都可以帮助他们提高身
心健康水平。比如在新冠疫情防控期间，更加脆弱的老年患者通过
远程会诊得到及时有效的救治，老年人通过网络学习到了预防传染
病的相关知识，也在居家隔离期间通过网上休闲娱乐舒缓了心情。
党的十九届五中全会提出全面推进健康中国建设，实施积极应对人
口老龄化的国家战略。健康中国行动对促进老年健康做出了规划，
要求社会层面加强互联网与老年健康之间的研究及应用。积极应对
人口老龄化的国家战略要求，从文化建设、社会治理等更多领域出
发，坚持积极应对人口老龄化和满足老年人需求、促进经济社会发
展相结合。近年来，"互联网+"养老模式不断发展，以互联网为技
术核心满足老年人的需求。

居住条件因素。由于中国以家庭养老为主，所以在众多影响老
年人抑郁状况的因素中，家庭因素往往不可忽视。在家庭因素中，
除了家庭内部的子女数量、子女支持和配偶支持等软环境的影响，
家庭居住条件等硬环境的影响更加具有现实意义。家庭居住条件的
改善不仅是缓解甚至避免老年人抑郁的重要因素，也是重要的社会
民生问题。据统计，中国老年人房屋产权拥有率为 65.90%②，且以
自有产权房为主，房屋建成年代较近，但其住房基础生活设施覆盖

---

① 马红梅、尚嘉豪、王鹏程：《互联网使用对农民工就业质量的影响研究》，《重庆社会
科学》2023 年第 12 期，第 49~69 页。

② 成红磊、侯显：《中国老年人住房及宜居环境状况研究》，《中国社会工作》2018 年第
17 期，第 22~23 页。

率不高，这在一定程度上影响了家庭居住条件对预防或者缓解老年人抑郁状况的效果。作为老年人日常生活和养老中必不可少的一部分，良好的家庭居住条件对老年人而言意义重大。一方面，对于老年人而言，虽然老有所学、老有所为、老有所乐能够提高其晚年生活质量，但是良好的家庭居住条件作为老年人最基本的生活保障之一，深刻影响老年人的切身利益，具有重要的意义；另一方面，提高家庭居住条件的适老化水平是有效缓解老年人抑郁状况的重要途径，且有利于满足现代老年人的多元化养老需求。目前无论是老年人的居住条件还是抑郁状况均受到党和国家以及社会各个层面的重点关注。

多维能源贫困因素。随着扶贫工作方向的转变和人口老龄化进程的加速，中国老年贫困问题日益凸显。与其他贫困群体相比，老年贫困者由于身体机能衰退、收入来源单一、家庭养老功能式微等原因，脱贫难度更大，并且普遍遭受着物质贫困、能源贫困、健康贫困和精神贫困等方面的困扰。能源贫困作为贫困的一个重要维度，主要体现在居民生活用能水平较低、用能结构较差、用能能力较弱，并由此对个体健康和社会经济造成种种负面影响。依据能源阶梯假说，老年人在退休之后，收入水平大幅降低，社会经济地位明显下降，更容易处于能源贫困状态，进而影响健康状况。改善能源贫困是中国可持续发展、建立社会公平体系的重要内容。随着国际社会对能源贫困认识的不断深化，联合国等国际组织也把消除能源贫困作为重要的发展目标。中国虽然经历了前所未有的经济增长，但依然是一个人口规模非常庞大的发展中国家，更需要解决能源贫困问题。获得现代形式的能源对于一个国家的发展、健康、教育和社会经济的其他层面至关重要，也能帮助居民提高生活水平、改善健康状况。

代际支持因素。受传统儒家文化的影响，家庭因素在我国现阶段的养老体系中依然发挥着重要的作用。代际支持在家庭养老中具有重要的作用，也是影响老年人口心理健康的重要因素。

二　研究意义

伴随人口老龄化程度的进一步加深，老年人口相关问题也越来越突出。其中，老年健康问题作为老龄化社会的重要议题，越来越多地受到社会各方面的重点关注。作为重要且特殊的社会群体，老年人口健康水平的提高是整个社会福祉的提升，直接关系到社会的稳定和发展，因而本书关于老年人口健康状况影响因素的研究具有理论和现实的双重意义。尽管学术界对于老年健康状况及其影响因素的研究较多，但本书从家庭社会经济地位、劳动参与、社区养老服务、社会资本、互联网使用、居住条件、多维能源贫困和代际支持的角度切入，更具有独特意义。具体而言，以家庭社会经济地位为切入点进行研究，不仅能够弥补国内现有研究的不足，而且能够呼吁社会从家庭层面更多地关注老年人。以劳动参与为切入点进行研究，不仅明确了老年人劳动参与对其健康状况的影响，对老年人寻找适合自己的社会角色、满足更高层次的需求有极大的帮助，为优化国家延迟退休政策及解决劳动力短缺问题提供了参考，而且有助于老年人力资源开发，开启第二次人口红利，为国家更好地应对老龄化问题提供理论依据。以社区养老服务为切入点进行研究，不仅能够完善社区养老服务促进老年健康的理论研究，而且能够指导社区养老服务体系建设，进而促进社区嵌入式养老模式发展，最终有效提高老年人晚年生活质量。以社会资本为切入点进行研究，不仅可以进一步完善关于社会资本对老年人心理健康影响研究的理论体系，而且有助于从社会资本的角度提高老年人口的心理健康水平，并以此促进老年人的健康老龄化。以互联网使用为切入点进行研究，能够在健康中国建设和积极应对老龄化的要求下，为"互联网＋"

养老模式更好地提高老年人的健康水平提供相关参考依据。以居住条件为切入点进行研究,不仅以住房适老化为切入点,拓展了影响老年人抑郁状况的研究思路,而且为解决老年人抑郁问题提供了切实可行的见解,有利于促进健康老龄化。以多维能源贫困为切入点进行研究,不仅可以进一步完善现有关于能源贫困对老年人心理健康影响研究的理论体系,而且可以为中国解决老年人口的相对贫困、能源贫困、精神贫困等问题提供政策启示,并以此促进老年人的幸福老龄化和健康老龄化。以代际支持为切入点进行研究,不仅从综合角度分析了代际支持对中国老年人口心理健康的影响,弥补了相关研究的不足,而且能够促使社会重视子女代际支持的质量,注重老年人社会支持网络建设,以满足老年人多元化的养老需求。

三　研究内容

本书以我国老年人口为研究对象,重点研究老年人口健康状况的影响因素,具体研究内容分为以下几章。绪论详细阐述研究背景、研究意义、研究内容以及相关文献综述。第一章介绍以老年人口、健康状况、能源贫困、社会资本、社区嵌入式养老服务、健康老龄化、积极老龄化和代际支持为主要内容的相关概念界定;以马斯洛需求理论、代际支持理论、社会支持理论、活动理论、健康促进理论、健康需求理论、社会资本理论、场域理论、社区照顾理论、生命周期理论、生命历程理论、理性选择理论为主要内容的理论基础。第二章主要是我国老年人口健康自评状况的影响因素分析。第三章主要介绍家庭社会经济地位对老年人口健康状况的影响。第四章主要介绍劳动参与对老年人口健康状况的影响。第五章主要介绍社区养老服务对老年人口健康状况的影响。第六章主要介绍社会资本对老年人口抑郁状况的影响。第七章主要介绍互联网使用对老年人口健康状况的影响。第八章主要介绍居住条件对老年人口抑郁状况的影响。第九章主要介绍多维能源贫困对老年人口抑郁状况的影响。第十章主要介绍代际支持对老年人口心理健康状况的影响。第十一章主要归纳整理本书各章的结论，并根据各章结论提出相对应的对策建议。

四　文献综述

（一）关于我国老年人口健康自评状况及影响因素分析

在个体特征影响方面，李丽和张淑萍基于 2018 年中国家庭追踪调查数据分析得出，学历、年龄、工作状态、身体状态、是否患有慢性病是老年人自评健康状况的重要影响因素。[①] 粟伟刚研究发现，性别、受教育程度、近两周患病率、生活自理能力等对农村老人健康自评有重要影响。[②] 杨雨程等研究发现，年龄、性别、居住类型是老年人自评健康的影响因素。[③] 李相荣等研究发现，我国老年流动人口的自评健康状况受到性别、年龄、受教育水平等多种因素的影响。[④] 胡月研究发现，老年人健康自评状况受到自感疲劳乏力状况、是否需要他人照顾、饮食营养搭配状况、语言表达情况等因素的影响。[⑤] 郭静等研究发现，性别、年龄、受教育程度、是否患慢性病对流动老年人口的健康自评有显著影响。[⑥] 李磊等研究发现，慢性病患

[①] 李丽、张淑萍：《基于 2018 中国家庭追踪调查数据分析 65 岁及以上居民自评健康状况影响因素》，《社区医学杂志》2021 年第 1 期，第 6~9 页。

[②] 粟伟刚：《湖南省农村老人自评健康影响因素研究》，硕士学位论文，湖南农业大学，2018。

[③] 杨雨程、洪倩、周伟强等：《安徽省社区居家老年人自评健康状况及影响因素》，《中国农村卫生事业管理》2021 年第 6 期，第 430~434 页。

[④] 李相荣、张秀敏、任正等：《中国西部流动老年人口自评健康状况及其影响因素》，《医学与社会》2021 年第 4 期，第 1~5 页。

[⑤] 胡月：《苏南两市社区老年人自评健康状况的影响因素分析》，《卫生软科学》2020 年第 11 期，第 92~96 页。

[⑥] 郭静、薛莉萍、范慧：《流动老年人口自评健康状况及影响因素有序 logistic 回归分析》，《中国公共卫生》2017 年第 12 期，第 1697~1700 页。

病情况、两周患病情况以及心理健康状况是影响老年人健康自评的主要因素。[①] 张丽研究发现，年龄、患病状况等均会对农村老年人的健康自评状况产生显著影响。[②]

在社会经济特征影响方面，高明月等研究发现，食用肉类食品、加强体育锻炼、食用豆制品和饮酒对辽宁省老年人的健康自评状况有显著影响。[③] 石亦飞研究发现，代际支持不仅对老年人健康自评状况有直接显著的正向影响，而且通过影响老年人心理健康状况，间接影响老年人健康自评状况。[④] 吴维东等研究发现，积极参与社区活动、适度锻炼、积极开展老年人心理卫生保健工作和老年人的记忆力恢复训练工作对老年人健康自评水平的提高有积极作用。[⑤] 侯建明等研究发现，无论是子女经济支持还是子女生活照料，都对我国老年人的健康自评产生了显著影响。[⑥] 安琦研究发现，生活照料对照料者身心健康有显著的正向影响，但过度的照料会对照料者的身心健康产生显著的负向影响。[⑦]

（二）关于家庭社会经济地位对老年人口健康状况的影响

近年来，国内外学者对社会经济地位和家庭社会经济地位均做了大量的研究，主要是研究个人社会经济地位对自身的影响和家庭

---

① 李磊、秦文哲、陈修闯等：《成都市某社区老年人健康自评及其影响因素分析》，《预防医学情报杂志》2016 年第 8 期，第 769~774 页。

② 张丽：《农村老年居民健康状况与影响因素分析——基于江苏地区的调查研究》，《市场周刊》（理论研究）2016 年第 11 期，第 147~148、137 页。

③ 高明月、黄伟、杨硕等：《辽宁省老年人心理健康自评与生活方式相关因素的研究》，《中国卫生统计》2020 年第 1 期，第 52~54 页。

④ 石亦飞：《我国老年人自评健康影响因素分析——基于结构方程模型的实证研究》，硕士学位论文，云南财经大学，2020。

⑤ 吴维东、任晓晖、李宁秀：《成都市高新区老年人健康自评影响因素分析》，《现代预防医学》2016 年第 10 期，第 1801~1804 页。

⑥ 侯建明、张培东、周文剑：《代际支持对中国老年人口心理健康状况的影响》，《人口学刊》2021 年第 5 期，第 88~98 页。

⑦ 安琦：《家庭老年照料对照料者身心健康的影响研究》，《中国经贸导刊》（中）2020 年第 12 期，第 148~150 页。

社会经济地位对孩子的代际影响。社会经济地位不平等会导致自身健康不平等。一些学者通过研究揭示了这种现象。Winkleby 等发现，社会经济地位几乎在所有疾病中和生命的各个阶段都起着决定性作用。[①] 贺寨平研究发现，老年人的家庭收入对其生活满意度和身体健康状况有正向影响，职业地位只对其身体健康状况有正向影响，但教育程度对其生活满意度和身体健康状况均没有影响。[②] 张拓红等认为社会经济地位低的老年人，收入水平低、文化程度低、没有工作或从事体力劳动为主的工作，大多没有医疗保障且对卫生服务的利用严重不足，导致自身健康状况更加恶化。[③] 但这些研究主要是从社会经济地位的不同维度去分析，缺乏对社会经济地位的综合考量。另外一些学者通过构建社会经济地位指数，研究了社会经济地位影响自身健康的机制。Schetter 等认为社会经济地位较低的人更容易处于不利的环境中，更有可能产生负面情绪和面对潜在的压力，进而对健康产生负面影响。[④] 薛新东和葛凯啸认为社会经济地位通过睡眠质量、饮食方式、体育锻炼和社会参与等中介变量影响老年人的身心健康。[⑤] 刘昌平和汪连杰发现社会经济地位通过食物获取、体育锻炼、娱乐活动和生活幸福感对老年人健康产生积极影响。[⑥] 王甫勤和

[①] Winkleby, M. A., Jatulis, D. E., Frank, E., et al., "Socioeconomic-Status and Health: How Education, Income, and Occupation Contribute to Risk Factors for Cardiovascular Disease," *American Journal of Public Health* 82 (1992): 816-820.

[②] 贺寨平：《社会经济地位、社会支持网与农村老年人身心状况》，《中国社会科学》2002 年第 3 期，第 135~148、207 页。

[③] 张拓红、王成彪、杨辉等：《社会经济地位与老年人健康状况》，《中国初级卫生保健》2002 年第 9 期，第 9~11 页。

[④] Schetter, C. D., Schafer, P., Lanzi, R. G., et al., "Shedding Light on the Mechanisms Underlying Health Disparities through Community Participatory Methods: The Stress Pathway," *Perspectives on Psychological Science* 8 (2013): 613-633.

[⑤] 薛新东、葛凯啸：《社会经济地位对我国老年人健康状况的影响——基于中国老年健康影响因素调查的实证分析》，《人口与发展》2017 年第 2 期，第 61~69 页。

[⑥] 刘昌平、汪连杰：《社会经济地位对老年人健康状况的影响研究》，《中国人口科学》2017 年第 5 期，第 40~50、127 页。

马瑜寅则从社会资本的视角拓展了影响机制的研究，他们发现高社会经济地位群体与朋友社会交往的频率高，这增强了他们的健康优势；低社会经济地位群体通过社会信任弱化了低地位所带来的健康劣势。[1]

（三）关于劳动参与对老年人口健康状况的影响

1. 劳动参与对老年人口健康状况的影响

老年健康的影响因素是老年学、医学等学科由来已久的研究议题。[2] 大量的实证研究证实了劳动参与是老年健康的重要影响因素之一[3]，但是对于影响方向及其传导渠道存在观点分歧。

有研究认为劳动参与会改善老年人的健康状况。白玥运用 2015 年中国健康与养老追踪调查数据，发现从事劳动参与的老年人抑郁症状较轻。[4] 黄乾和于丹认为，退休后的劳动参与对老年人日常生活能力的增强有积极影响。[5] 万媛媛等发现，劳动参与行为在一定程度上对提升退休老年群体的自评健康水平、日常生活能力及改善老年群体慢性病患病情况具有积极作用，但是并未发现老年群体的抑郁情绪因劳动参与而缓解。[6]

退休，即老年人退出劳动行列。也有很多研究从这个角度分析

---

① 王甫勤、马瑜寅：《社会经济地位、社会资本与健康不平等》，《华中科技大学学报》（社会科学版）2020 年第 6 期，第 59~66 页。

② Zhou, W., Hou, J., Sun, M., et al., "The Impact of Family Socioeconomic Status on Elderly Health in China: Based on the Frailty Index," *International Journal of Environmental Research and Public Health* 19 (2022): 968.

③ 张芬、沈晨：《劳动参与、代际支持与老年心理健康》，《人口与发展》2022 年第 3 期，第 123~140 页。

④ 白玥：《劳动参与缓解老年抑郁症状的影响研究》，《浙江工商大学学报》2020 年第 5 期，第 144~154 页。

⑤ 黄乾、于丹：《延迟退休会损害健康吗？——基于对退而不休的研究》，《人口与发展》2019 年第 2 期，第 76~85 页。

⑥ 万媛媛、曾雁冰、方亚：《劳动参与对退休老年群体健康的影响研究》，《中国卫生政策研究》2021 年第 1 期，第 59~65 页。

退休对老年人健康状况的影响。Che 和 Li 运用中国健康与营养调查数据进行研究，发现退休对男性员工的健康状况有积极影响，该积极影响是通过加强锻炼和改善生活方式实现的。[①] 但也有很多学者持相反的观点。Lee 和 Kim 认为退休会损害老年人身体健康。[②] 董夏燕和臧文斌发现，退休会通过减少社交活动的方式对中老年人的健康状况产生负面影响。[③] Feng 等认为退休会导致男性体重指数增加，但对女性的体重指数没有显著影响，这是由于男性，尤其是受教育程度较低的男性在退休后，提高了饮酒频率，减少了体力活动。[④] Dave 等认为延迟退休会改善老年人健康状况，增强他们的生活幸福感。[⑤]

2. 内生性问题及解决方法

老年人的健康状况也会对劳动参与产生影响。多数学者认为，健康状况对老年人劳动参与有显著的正向影响。Van Gameren 和 Landey 分别使用墨西哥和印度的数据进行实证分析，发现健康状况对老年人的劳动参与有很强的正向影响。[⑥] 但是有的学者认为，健康状况与劳动参与呈负相关。Dwyer 和 Mitchell 认为，健康状况较差的

① Che, Y., Li, X., "Retirement and Health: Evidence from China," *China Economic Review* 49 (2018): 84-95.

② Lee, J., Kim, M. H., "The Effect of Employment Transitions on Physical Health among the Elderly in South Korea: A Longitudinal Analysis of the Korean Retirement and Income Study," *Social Science & Medicine* 181 (2017): 122-130.

③ 董夏燕、臧文斌:《退休对中老年人健康的影响研究》,《人口学刊》2017 年第 1 期,第 76~88 页。

④ Feng, J., Li, Q., Smith, J. P., "Retirement Effect on Health Status and Health Behaviors in Urban China," *World Development* 126 (2020): 104702.

⑤ Dave, D., Rashad, I., Spasojevic, J., "The Effects of Retirement on Physical and Mental Health Outcomes," *Southern Economic Journal* 75 (2008): 497-523.

⑥ Van Gameren, E., "Labor Force Participation of Mexican Elderly: The Importance of Health," *Estudios Economicos (Mexico City, Mexico)* 23 (2008): 89; Landey, M. K., "Labor Force Participation among Indian Elderly: Does Health Matter?," *Estudios Economicos (Mexico City, Mexico)* 23 (2009).

人需要更多的医疗卫生服务，为了满足医疗卫生服务日益增长的需求，便需要更多地参与工作。[1]

老年人劳动参与和身体健康水平相互影响，会在一定程度上导致内生性问题，为此，学者们提出了诸多解决方法。Cai 和 Kalb 运用联立方程和全信息极大似然估计法解决老年人健康状况和劳动参与之间的内生性问题，并将其与两阶段最小二乘法（2SLS）进行对比，通过实证结果发现，联立方程的方法更适合研究老年群体劳动参与和健康状况的关系。[2] 此外，有很多学者也使用了同样的方法对二者之间的内生性问题进行处理。[3] Kalwij 和 Vermeulen 认为，仅关注一个健康指标会使估计结果与实际偏差较大，应当综合考虑客观健康指标，这样可以减小偏差对估计结果的影响。[4]

（四）关于社区养老服务对老年人口健康状况的影响

随着人口老龄化的日益严重，老年健康问题始终是学界的重要议题。健康不仅是疾病或羸弱之消除，而且是身体、精神与社会的完好状态。随着健康理论研究的逐渐深入，健康正在被看作一个身体、精神、环境和社会的综合适应系统。[5] 关于老龄健康测量指标的

---

① Dwyer, D. S., Mitchell, O. S., "Health Problems as Determinants of Retirement: Are Self-rated Measures Endogenous?," *Journal of Health Economics* 18 (1999): 173-193.

② Cai, L., Kalb, G., "Health Status and Labour Force Participation: Evidence from Australia," *Health Economics* 15 (2006): 241-261.

③ Cai, L., Cong, C., "Effects of Health and Chronic Diseases on Labour Force Participation of Older Working-age Australians," *Australian Economic Papers* 48 (2009): 166-182; Cai, L., "The Relationship between Health and Labour Force Participation: Evidence from a Panel Data Simultaneous Equation Model," *Labour Economics* 17 (2010): 77-90.

④ Kalwij, A., Vermeulen, F., "Health and Labour Force Participation of Older People in Europe: What Do Objective Health Indicators Add to the Analysis?," *Health Economics* 17 (2008): 619-638.

⑤ 朱素蓉、王娟娟、卢伟：《再谈健康定义的演变及认识》，《中国卫生资源》2018 年第 2 期，第 180~184 页。

划分也已逐渐完善，即以日常生活自理能力、工具性日常生活自理能力、认知能力为客观性指标，以自评健康、精神健康为主观性指标，以虚弱指数为综合性指标。[①] 其中，虚弱指数是衡量个人健康状况的综合指数，通过个体累积的健康缺陷数量来测量，从而对个人的健康状况进行量化。[②] 近年来，虚弱指数被较为广泛地应用于老年人的健康测评。廖宇航发现，我国老年人虚弱指数变化轨迹存在年龄效应，即高龄老年人的虚弱指数更高。[③] 巫锡炜和刘慧基于生命历程理论，同样得出我国老年人虚弱指数变化过程中存在年龄差异。[④] 杨磊和王延涛发现，男性老年人比女性老年人的虚弱指数更低，受教育程度高的老年人虚弱指数更低，出生早的老年人比出生晚的老年人的虚弱指数更低。[⑤] 祝欢等利用结构方程模型发现，社会经济地位高和生产性老龄化水平高的老年人的虚弱指数更低。[⑥] 陈蕾则基于生命历程视角研究不同时期社会经济地位对老年人虚弱指数和虚弱轨迹的影响，发现无论是童年时期还是中老年时期，老年人社会经济地位越低，其虚弱指数越高，且虚弱增长趋势越明显。[⑦] 李阳等基于精神虚弱指数视角得出，丧偶会显著降低老年人心理健康程度，

① 陆杰华、刘柯琪：《长寿时代我国百岁老人健康指标变化趋势探究——基于 CLHLS 数据的验证》，《人口与社会》2019 年第 3 期，第 3~16、2 页。

② Mitnitski, A., Collerton, J., Martin-Ruiz, C., et al., "Age-related Frailty and Its Association with Biological Markers of Ageing," *BMC Medicine* 13 (2015): 161.

③ 廖宇航：《中国老年人虚弱指数及其影响因素》，《老龄科学研究》2022 年第 4 期，第 42~55 页。

④ 巫锡炜、刘慧：《中国老年人虚弱变化轨迹及其分化：基于虚弱指数的考察》，《人口研究》2019 年第 4 期，第 70~84 页。

⑤ 杨磊、王延涛：《中国老年人虚弱指数与死亡风险及队列差异》，《人口与经济》2016 年第 2 期，第 48~57 页。

⑥ 祝欢、高博、彭嘉怡等：《中国城市老年人社会经济地位、生产性老龄化与虚弱指数的相关研究》，《四川大学学报》（医学版）2023 年第 2 期，第 386~392 页。

⑦ 陈蕾：《社会经济地位对中国老年人虚弱指数和虚弱轨迹的影响——基于生命历程的视角》，《中国社会科学院大学学报》2023 年第 4 期，第 83~102、166~167 页。

且存在城乡差异和年龄差异。① 李嘉雨和陈娜基于代际支持理论，研究发现，子女生活照料能够显著降低老年人的虚弱指数。② Zhou 等研究发现，家庭社会经济地位对虚弱指数有负向影响，即对老年人健康有正向影响，且家庭社会经济地位对中低龄老年人和农村老年人健康状况的正向影响较大。此外，总体生活状况和休闲娱乐状况均具有中介作用，而保健状况则无中介作用。③ Li 等研究发现，自我忽视、社会支持、社会人口特征和老年人虚弱指数之间存在年龄差异，需要采取不同的措施进行预防和管理。④

尽管学术界已对老年人虚弱指数及其影响因素做出了许多有益探讨，但鲜有学者研究社区养老服务与老年人虚弱指数二者之间的关系。穆光宗和姚远提出社区养老服务是以居家养老为基础，利用社区提供的服务，依靠家庭、个人和社会资源形成的一种相对综合的养老模式。⑤ 提供社区养老服务作为支持我国养老事业发展的重要措施，对老年健康的保障作用不容忽视。在社区养老服务需求和供给方面，张新辉和李建新研究发现，2005～2014 年，一方面我国老年人对社区养老服务的需求和供给均有显著增长，供需缺口经历了先增大后减小的过程；另一方面我国老年人社区养老服务供需状况存在较大的区域差异，主要表现为中西部及农村地区的供

---

① 李阳、王振、曾智：《丧偶对我国老年人心理健康的影响：基于精神虚弱指数视角的研究》，《中国全科医学》2024 年第 6 期，第 663～669 页。
② 李嘉雨、陈娜：《子女代际支持对老年健康的影响——基于虚弱指数的研究》，《现代预防医学》2023 年第 17 期，第 3203～3207 页。
③ Zhou, W., Hou, J., Sun, M., et al., "The Impact of Family Socioeconomic Status on Elderly Health in China: Based on the Frailty Index," *International Journal of Environmental Research and Public Health* 19 (2022): 968.
④ Li, J., Zhao, D., Dong, B., et al., "Frailty Index and Its Associations with Self-neglect, Social Support and Sociodemographic Characteristics among Older Adults in Rural China," *Geriatrics & Gerontology International* 18 (2018): 987-996.
⑤ 穆光宗、姚远：《探索中国特色的综合解决老龄问题的未来之路——"全国家庭养老与社会化养老服务研讨会"纪要》，《人口与经济》1999 年第 2 期，第 58～64、17 页。

需缺口较大。① 尽管刘慧娟和尹银研究发现大部分社区养老服务对老年人健康状况没有显著影响，但社区养老服务依然被大多数学者证明存在老年健康保障价值。② 张仁慧和苏群研究发现，基础性社区养老服务和扩展性社区养老服务均能够显著提高老年人的健康水平。其中，基础性社区养老服务对高龄、农村老年人健康影响最大，扩展性社区养老服务对中低龄、城镇、东部地区老年人健康影响最大。③ 陈谦谦和郝勇研究发现，起居照料、上门看病送药等基础性社区养老服务对老年人心理健康的影响效果最显著，而提供法律援助、保健知识等扩展性社区养老服务因其服务质量较低，导致老年人获得感不足，因而对老年人心理健康影响不显著。④ 但周鹏研究发现扩展性社区养老服务对失能老年人心理健康的影响十分显著，且其影响力度大于家庭状况与经济支持。⑤ 温少政和宗占红同样发现，社区养老服务能够有效改善失能老年人的心理健康状况，且对城镇、女性失能老年人心理健康状况的影响力度最大。⑥ 阳义南和李思华则发现，社区养老中关于精神慰藉的服务对老年人心理健康具有不可替代的正向作用。⑦ 此外，吴炳义等研究发现，社区卫生服务水平

---

① 张新辉、李建新：《社区老年服务供需动态变化与平衡性研究——基于 CLHLS 2005—2014 的数据》，《社会保障评论》2019 年第 2 期，第 122~136 页。
② 刘慧娟、尹银：《社区服务对老年人健康自评状况的影响》，《中国老年学杂志》2019 年第 11 期，第 2804~2807 页。
③ 张仁慧、苏群：《社区居家养老服务对老年人健康的影响——来自 CLHLS 数据的实证分析》，《老龄科学研究》2019 年第 11 期，第 60~69 页。
④ 陈谦谦、郝勇：《社区养老服务对老年人心理健康改善的影响研究》，《西北人口》2020 年第 3 期，第 79~91 页。
⑤ 周鹏：《社区养老服务对失能老人心理健康的作用研究——基于 2018 年 CLHLS 数据的实证分析》，《大众标准化》2021 年第 9 期，第 132~137 页。
⑥ 温少政、宗占红：《社区居家养老服务对失能老年人心理健康的影响》，《中国健康心理学杂志》2023 年第 11 期，第 1617~1623 页。
⑦ 阳义南、李思华：《社区养老精神慰藉服务对老年人心理健康的影响——基于多指标多因素结构方程模型》，《四川轻化工大学学报》（社会科学版）2021 年第 3 期，第 1~15 页。

能够有效提高老年人健康程度，且该过程受到社区环境因素的调节作用影响。除了能够改善老年健康，社区养老服务同样能够提高老年人生活满意度。[1] 杨磊等研究发现，社区养老中关于心理健康的服务可直接影响老年人的生活满意度，也可以通过健康间接影响生活满意度。[2] 马文静等研究发现，基础性社区养老服务和扩展性社区养老服务均能够显著提高老年人的生活满意度。而且进一步通过中介效应分析发现，老年人自身健康状况依然发挥着重要的中介作用。[3]

（五）关于社会资本对老年人口健康状况的影响

张文宏和张君安的研究表明，个体社会资本和社区社会资本都与更高的心理健康水平有显著的正向关联。[4] Pan 认为，包含家庭支持、信任和互惠在内的社会资本与老年人的抑郁有显著的关联。[5] 常捷等认为，认知型社会资本与结构型社会资本均是城市老年人抑郁的保护因素。[6] Cao 等也认为，信任、互惠和社会网络与城市老年人的抑郁显著相关。[7] 马天佩等认为，社会信任与安全感、社区

---

[1] 吴炳义、董惠玲、武继磊等：《社区卫生服务水平对老年人健康的影响》，《中国人口科学》2021 年第 4 期，第 114~125、128 页。

[2] 杨磊、申鲁军、胡嫒艳：《社区心理健康服务对老年人生活满意度的影响机制研究》，《中国卫生事业管理》2018 年第 5 期，第 329~331 页。

[3] 马文静、郑晓冬、方向明：《社区养老服务对老年人生活满意度的影响——基于健康水平与闲暇活动的中介效应分析》，《华南理工大学学报》（社会科学版）2019 年第 1 期，第 94~107 页。

[4] 张文宏、张君安：《社会资本对老年心理健康的影响》，《河北学刊》2020 年第 1 期，第 183~189 页。

[5] Pan, H., "Cognitive Social Capital Including Family Support and Its Relation with Depression among Chinese Elderly Residents," *Journal of Family Studies* 28 (2022): 277-293.

[6] 常捷、马伟、王束玫等：《城市老年人社会资本与焦虑、抑郁的关系》，《中国心理卫生杂志》2017 年第 4 期，第 301~306 页。

[7] Cao, W. M., Li, L., Zhou, X. D., et al., "Social Capital and Depression: Evidence from Urban Elderly in China," *Aging & Mental Health* 19 (2015): 418-429.

归属感、社会支持有助于降低农转非社区老年慢性病患者抑郁症的发病率。[1] Lim 等的研究则表明，社会资本的减少加重了抑郁症状，而抑郁症状的加重也会导致社会资本的减少。[2]

健康生产理论认为，健康是一种投资品，受遗传基因、生活环境、生活方式、经济状况、社会资本等诸多因素的影响。社会资本能让老年人在社会参与的过程中通过嵌入的社会网络获得相应的社会支持，排除孤独感和空虚感等负面情绪，得到精神慰藉和情感支持等人文关怀，增强获得感、满足感与幸福感。因而，社会资本的积累能改善心理健康状况，直接降低抑郁程度。社会资本具有转换性的特点，它可以转换成经济资本，经济资本的增加也能够减轻老年人的抑郁程度。[3] 同经济资本一样，社会资本也能降低预防性储蓄，增强消费倾向和消费意愿，进而增加休闲消费支出以满足更高层次的精神需求，通过各种休闲娱乐活动降低老年人的抑郁程度。[4]

（六）关于互联网使用对老年人口抑郁状况的影响

国外学者关于老年人与互联网使用之间关系的研究如下。一些学者分析了老年人使用互联网的影响因素、目的及优势。Gatto 和 Tak 认为婚姻状况、经济实力等会影响老年人使用互联网。[5] Zickuhr 和 Madden 认为老年人使用互联网的主要目的是与亲朋好友保持

---

① 马天佩、吴念韦、夏静等：《农转非社区老年慢性病患者社会资本对抑郁症状的影响研究》，《四川大学学报》（医学版）2019 年第 4 期，第 561~565 页。

② Lim, A., Kim, N., Choi, Y., "A Study on the Longitudinal Reciprocal Relationship between Social Capital and Depression in the Korean Elderly: Application of an Autoregressive Cross-lagged Model," *Educational Gerontology* 49 (2023): 131-142.

③ 肖冬平、王春秀：《社会资本研究》，云南大学出版社，2013。

④ 刘澜涛：《消费分层背景下社会资本、金融素养与消费倾向变动——基于 CHFS 微观数据库的实证》，《商业经济研究》2021 年第 6 期，第 53~56 页。

⑤ Gatto, S.L., Tak, S.H., "Computer, Internet, and E-mail Use among Older Adults: Benefits and Barriers," *Educational Gerontology* 34 (2008): 800-811.

联系。[①] Aggarwal 等的综述研究，证实了老年人使用互联网的优势，包括能够与家人和朋友交流、保持广泛的社交网络、获得信息和参与在线休闲活动。[②] 另一些学者分析了互联网使用对老年人生活满意度、心理健康状况和生理健康状况等的影响。Rashmi 等的研究表明，互联网使用与老年人生活质量之间有着积极而显著的关系。[③] Chou 等认为互联网能够打破时空限制，使老年人与亲人朋友之间的联系更为紧密，从而减弱孤独感。[④] Shapira 等通过开展社会实验发现，使用电脑和互联网的老年人，其抑郁程度更低，孤独感更弱，生活满意度更高。[⑤] Heo 等利用结构方程模型，研究发现老年人可以通过使用互联网提升社会支持这一中介途径进而提升其心理健康水平和生活满意度。[⑥] Cohall 等认为老年人使用互联网能够获得更多与健康相关的各种知识，掌握更多健康信息，进而提升其生理健康水平。[⑦]

① Zickuhr, K., Madden, M., "Older Adults and Internet Use: For the First Time, Half of Adults Ages 65 and Older Are Online," *Pew Research Center's Internet & American Life Project*, 2012.

② Aggarwal, B., Xiong, Q., Schroeder-Butterfill, E., "Impact of the Use of the Internet on Quality of Life in Older Adults: Review of Literature," *Primary Health Care Research & Development* 21 (2020).

③ Rashmi, F., Dheeraj, T., Neha, C., "A Study on Impact of Internet Usage on Quality of Life of Senior Citizens," *Jaipuria International Journal of Management Research* 4 (2018): 52-58.

④ Chou, W. H., Lai, Y. T., Liu, K. H., "User Requirements of Social Media for the Elderly: A Case Study in Taiwan," *Behaviour & Information Technology* 32 (2013): 920-937.

⑤ Shapira, N., Barak, A., Gal, I., "Promoting Older Adults' Well-being through Internet Training and Use," *Aging & Mental Health* 11 (2007): 477-484.

⑥ Heo, J., Chun, S., Lee, S., et al., "Internet Use and Well-being in Older Adults," *Cyberpsychology Behavior and Social Networking* 18 (2015): 268-272.

⑦ Cohall, A., Nye, A., Moon-Howard, J., et al., "Computer Use, Internet Access, and Online Health Searching among Harlem Adults," *American Journal of Health Promotion* 25 (2011): 325-333.

　　近年来，国内学者关于老年人与互联网使用之间的研究也越来越多，主要有以下两类。一些学者从不同的角度分析了老年人的互联网使用状况及其影响因素。谢祥龙等基于生理性、心理性与社会性因素分析了老年人使用互联网的状况，并针对促进老年人互联网的使用提出了相关建议。① 郭凯娇等在积极老龄化的背景下，以京津冀地区老年人为例，探讨老年人的网络使用情况、心理特征及影响因素。② 杨璐认为影响中老年人使用互联网的因素主要是个人基本情况、健康状况和医疗服务状况。③ 汪斌从新人力资本、家庭禀赋和宏观机会三个方面分析了中国老年人的互联网使用状况。④ 另一些学者分析了互联网使用对老年人的生活满意度、社会参与、社会隔离和健康状况等的影响。靳永爱和赵梦晗以老年人的生活满意度、社会参与和健康状况作为积极老龄化框架下的三个维度，分析使用互联网对老年人积极老龄化的影响。⑤ 杜鹏和汪斌研究发现，互联网使用通过社区参与这个中介变量显著提高了中国老年人的生活满意度。⑥ 陈鑫认为在不同年龄段和不同文化程度的老年人中，互联网使用对老年人社会隔离的影响存在差异性。⑦ 赵建国和刘子琼的研究表明，互联网使用通过提升学习频率这一渠道来影响

① 谢祥龙、陈艳、劳颖欣等：《老年人互联网使用现状、影响因素及应对策略》，《中国老年学杂志》2017 年第 13 期，第 3368～3370 页。

② 郭凯娇、潘华玲、商海成等：《积极老龄化与老年人互联网使用情况——以京津冀地区为例》，《营销界》2020 年第 3 期，第 42～43 页。

③ 杨璐：《中老年人互联网使用状况的影响因素研究——基于 CHARLS 数据》，《人口与社会》2020 年第 3 期，第 61～72 页。

④ 汪斌：《多维解释视角下中国老年人互联网使用的影响因素研究》，《人口与发展》2020 年第 3 期，第 98～106 页。

⑤ 靳永爱、赵梦晗：《互联网使用与中国老年人的积极老龄化——基于 2016 年中国老年社会追踪调查数据的分析》，《人口学刊》2019 年第 6 期，第 44～55 页。

⑥ 杜鹏、汪斌：《互联网使用如何影响中国老年人生活满意度？》，《人口研究》2020 年第 4 期，第 3～17 页。

⑦ 陈鑫：《互联网使用对老年人社会隔离的影响及差异研究》，《当代经济管理》2020 年第 9 期，第 53～59 页。

老年人的健康状况。① 汪连杰通过建立不同的回归模型，发现不同闲暇活动偏好和互联网使用的交互项对老年人的身心健康状况有着不同的影响。②

（七）关于居住条件对老年人口抑郁状况的影响

国内外众多学者研究发现，住房质量与人们的健康状况，尤其是老年人的健康状况息息相关。李礼和陈思月的研究表明，住房质量对人们的生理健康和心理健康均有显著影响。③ 其中，住房质量会对农村老年人口的健康产生负向影响。④ 同时良好的居住条件能显著影响城市老年人的身体健康状况，并且对城市高龄老年人健康的影响效应更大。⑤

在住房质量如何具体影响老年人方面，聂建亮等的研究表明，居住在建筑面积较大且建成时间较短的楼房内的农村老年人，主观幸福感更强；并且住房质量会通过影响农村老年人的代际关系满意度来间接影响其主观幸福感。⑥ 此外，住房类型、房屋修建年限和房内空气质量对社区老年人心理咨询服务的需求影响较大。⑦ 拥有住房产权且住房内部装有天然气和暖气管道的老年人，生活满意

---

① 赵建国、刘子琼：《互联网使用对老年人健康的影响》，《中国人口科学》2020年第5期，第14~26、126页。

② 汪连杰：《互联网使用对老年人身心健康的影响机制研究——基于 CGSS（2013）数据的实证分析》，《现代经济探讨》2018年第4期，第101~108页。

③ 李礼、陈思月：《居住条件对健康的影响研究——基于 CFPS2016 年数据的实证分析》，《经济问题》2018年第9期，第81~86页。

④ 夏冰心：《收入不平等、居住条件与农村老年人口健康关系研究》，《山西农经》2020年第7期，第57、59页。

⑤ 孙慧波、赵霞：《居住条件对城市老年人健康的影响》，《大连理工大学学报》（社会科学版）2018年第2期，第121~128页。

⑥ 聂建亮、陈博晗、吴玉锋：《居住安排、居住条件与农村老人主观幸福感》，《兰州学刊》2022年第1期，第145~160页。

⑦ 袁妙彧、马倩、李丽芳：《社区居住条件与老年人心理咨询服务需求——基于 CLHLS 数据的分析》，《湖北经济学院学报》2019年第5期，第72~77页。

度较高。① 住房面积狭小以及没有室内厕所会显著增加老年人需要照料的可能性。②

在住房质量对老年人相关影响方面，国外学者同样进行了大量研究。在住房质量对生活满意度影响方面，永久住房和更好的室内设施是提高住房满意度和生活满意度的主要因素，同时住房满意度对生活满意度具有很大的正向影响。当人们在自己的房子上投入大量资源后，他们认为自己做出了理性的选择，并因此获得了显著的幸福收益。③ 因此，老年人对居住环境的满意程度越高，老年人的生活满意度和生活质量提升得越明显。④

在住房质量对生理健康和心理健康共同影响方面，居住条件与老年人的健康直接相关，也通过一系列重要的行为和感知因素间接相关。⑤ 较好的住房条件会产生较高的自我健康评价，但这种影响会随着时间的推移而逐渐减小。⑥ 良好的住房和社区环境以及安全的社会环境有助于老年人拥有更好的身体和心理健康状况。当个体能力较弱时，住房质量对生理健康和心理健康的影响较大。例如，对于存在视力问题的老年人而言，提高住房质量能够有效帮助其应对视力下降甚至丧失所带来的困难，使其能够更加独立地进行日常生活，并提高晚

---

① 周俊山、尹银：《住房对城市老年人生活满意度的影响》，《中国老年学杂志》2013 年第 16 期，第 3949~3952 页。

② 曲嘉瑶：《城镇住房环境对老年人照料需求的影响分析》，《老龄科学研究》2021 年第 5 期，第 22~34 页。

③ Tran, T. Q., Van Vu, H., "A Microeconometric Analysis of Housing and Life Satisfaction among the Vietnamese Elderly," *Quality & Quantity* 52 (2018): 849-867.

④ Barough, B. I., Hadafi, F., "Study on Environmental Factors in Elderly House," *International Journal of Life Science and Pharma Research* 7 (2017): L12-L25.

⑤ Liu, Y. F., Dijst, M., Faber, J., et al., "Healthy Urban Living: Residential Environment and Health of Older Adults in Shanghai," *Health & Place* 47 (2017): 80-89.

⑥ Yao, Y., Zhang, S., Li, A. H., "Effects of Educational Attainment and Housing Condition on Self-rated Health in Old Age: Heterogeneity and Tendency in China," *Frontiers in Public Health* 9 (2022).

年生活质量。[1] 值得注意的是，智能家居技术和相关服务可以确保老年人的亲生物体验，使老年人获得最佳的健康和福祉，进而支持老年人的身体、精神健康和可持续生活。[2] 除此之外，世界卫生组织相关研究表明，老年人口需要保持晚年的行动能力，进而维持他们的生理和心理健康水平。但随着年龄的增长，老年人受主客观因素的影响不得不花费更多的时间待在家中。而建筑特征会影响到老年人的行为活动能力，即只有在宽敞的住房中，建筑变量的距离和可达性才会对老年人的流动性产生影响。[3]

在住房质量对心理健康的影响方面，大量研究证明，住房所有权对幸福感和心理健康具有积极影响，并且居住权在社会地位对老年人心理健康的影响中起到调节作用。[4] 住房权不仅可以作为一种保护因素，抵御老年人情感孤独的负面影响，而且突出了安全和可持续的重要性。例如，有关新西兰老年人口的研究表明，随着时间的推移，拥有住房所有权的老年人生活质量提高且抑郁症状减轻，而那些老年租客群体，其稳定保持在较低的生活质量和较高的抑郁程度。[5] 此外，虽然较差的住房质量和社区质量都能够导致心理幸福感减弱，但是较高的社区质量可以缓冲较差的住房

---

[1] Lee, S. Y., "The State of Housing of the Elderly with Vision Impaired and the Its Impacts on Quality of Life," *Architectural Research* 18 (2016): 129-136.

[2] Lee, E. J., Park, S. J., "A Framework of Smart-home Service for Elderly's Biophilic Experience," *Sustainability* 12 (2020).

[3] Masoumi, S., Emami, A., Mirsaeedie, L., "Elderly Mobility and Architectural Factors in Apartment Units: A Hierarchical Regression Analysis," *Journal of Aging and Environment* 35 (2021): 273-294.

[4] Szabo, A., Allen, J., Alpass, F., et al., "Loneliness, Socio-economic Status and Quality of Life in Old Age: The Moderating Role of Housing Tenure," *Ageing & Society* 39 (2019): 998-1021.

[5] Szabo, A., Allen, J., Alpass, F., et al., "Longitudinal Trajectories of Quality of Life and Depression by Housing Tenure Status," *Journals of Gerontology Series B: Psychological Sciences and Social Sciences* 73 (2018): E165-E174.

质量对心理健康的负面影响。① 另外，居住在高层公寓的居民不仅不会减少身体锻炼行为，甚至可能会提高自身整体生活质量以及改善心理健康状况。② 也有学者认为，住房环境对健康的直接影响并不显著，但通过自尊产生的间接影响显著。例如，若中老年残疾人的不适当住房环境持续较长时间，则会导致其自尊心低下，并由此对抑郁程度和主观健康状况产生负面影响。③ 通过对香港老年人的研究也发现，居住条件对心理健康没有直接影响，但是环境因素的作用及其与老年人心理健康之间的关系取决于一个人对居住满意度的期望在多大程度上得到满足，其中住宅满意度是由对室内环境和外部环境的评估决定的。④ 室内外环境因素与心理健康呈显著的分级关系，即室内环境对居住满意度的影响大于外部环境的影响。⑤

在住房质量对生理健康的影响方面，Donald 通过研究发现，居住条件对长期患病的老年人的健康以及他们身体残疾时保持独立的能力都具有重要影响。⑥ 并且室内温度不足会导致其健康状况变差，

---

① Jones-Rounds, M. L., Evans, G. W., Braubach, M., "The Interactive Effects of Housing and Neighbourhood Quality on Psychological Well-being," *Journal of Epidemiology and Community Health* 68 (2014): 171-175.

② Cheng, S. P., Wang, T. F., Tang, F. I., et al., "The Influence of High-rise Residence on Physical Activity and Quality of Life among Older People with Leprosy in a Retirement Community," *Ageing & Society* 34 (2014): 90-105.

③ Hee, J. E., Hyun-Joo, L., "An Analysis of Pathways on the Housing Environment, Self-esteem, and Health of Persons with Disabilities over 45 Years of Age," *Social Welfare and Law Journal* 13 (2022): 235-263.

④ Phillips, D. R., Siu, O. L., Yeh, A. G. O., et al., "The Impacts of Dwelling Conditions on Older Persons' Psychological Well-being in Hong Kong: The Mediating Role of Residential Satisfaction," *Social Science & Medicine* 60 (2005): 2785-2797.

⑤ Firdaus, G., "Built Environment and Health Outcomes: Identification of Contextual Risk Factors for Mental Well-being of Older Adults," *Ageing International* 42 (2017): 62-77.

⑥ Donald, I. P., "Housing and Health Care for Older People," *Age and Ageing* 38 (2009): 364-367.

而改善能效措施可以优化室内温度并提高居住者的健康水平。[①] 此外，通过研究居住环境对乌尔米亚老年人跌倒的影响发现，不安全的楼梯、不安全的厕所/浴缸、不安全的卧室、不安全的客厅增加了老年人摔倒的发生率。[②] 提高住房质量能够促进健康老龄化。需要特别注意社区的安全和便利程度，家庭住房基础设施的完善程度，如抽水马桶的改进、安全饮用水的获得以及室内热舒适度等，该类需求随老年人年龄的增长而变得强烈，且无性别差异。[③] 此外，拥挤的住房对健康老龄化具有负向影响，应更多地关注老年人可用空间的扩大问题。[④]

（八）关于多维能源贫困对老年人口抑郁状况的影响

1. 能源贫困对健康的影响

Nawaz发现巴基斯坦能源贫困对居民的多维健康贫困指数（由儿童健康、一般健康和传染病流行三个维度构成）具有显著的正向影响。[⑤] Zhang等认为能源贫困对中国家庭成员的平均健康状况有重要且显著的负向影响。[⑥] Zhang和Shu从烹饪、衣着、出行、居住、教育/娱乐五个维度构建了多维贫困指数，认为能源贫困损

① Lima, F., Ferreira, P., Leal, V., "A Review of the Relation between Household Indoor Temperature and Health Outcomes," *Energies* 13 (2020): 1-24.

② Mahmoodabad, S. M., Zareipour, M., Askarishahi, M., et al., "Effect of the Living Environment on Falls among the Elderly in Urmia," *Open Access Macedonian Journal of Medical Sciences* 6 (2018): 2233-2238.

③ Mulliner, E., Riley, M., Maliene, V., "Older People's Preferences for Housing and Environment Characteristics," *Sustainability* 12 (2020): 5723.

④ Nie, P., Li, Y., Ding, L. L., et al., "Housing Poverty and Healthy Aging in China: Evidence from the China Health and Retirement Longitudinal Study," *International Journal of Environmental Research and Public Health* 18 (2021): 9911.

⑤ Nawaz, S., "Energy Poverty, Climate Shocks, and Health Deprivations," *Energy Economics* 100 (2021): 105-108.

⑥ Zhang, D. Y., Li, J. J., Han, P., "A Multidimensional Measure of Energy Poverty in China and Its Impacts on Health: An Empirical Study Based on the China Family Panel Studies," *Energy Policy* 131 (2019): 72-81.

害了中国居民的身心健康。[①] Brown 和 Vera-Toscano 从不同的角度衡量了澳大利亚居民的健康状况，发现能源贫困与欠佳的健康状况有较大的关联。[②] Hailemariam 等发现能源贫困增加了澳大利亚居民遭受身体暴力的可能性。[③] Prakash 和 Munyanyi 认为能源贫困与澳大利亚居民的肥胖呈正相关关系。[④] Zhang 等运用工具变量分位数回归方法发现，能源贫困在中国农村居民抑郁评分的高分位数处对抑郁症状有很大的积极影响，但在中低分位数处没有影响。[⑤] Nie 等认为能源贫困会导致中国成年人更高水平的抑郁，自评健康状况和家庭食品支出在其中起到中介作用。[⑥] Lin 和 Okyere 发现加纳能源贫困会增加心理不健康的可能性；在多维能源贫困的指标中，家用电器拥有量（冰箱所有权）的剥夺对户主抑郁程度的影响最大。[⑦]

2. 能源贫困的其他影响

Getie 发现能源匮乏直接或间接地影响着埃塞俄比亚个人的生活

---

① Zhang, Z. Y., Shu, H. T., "Multidimensional Energy Poverty and Resident Health," *Journal of Shanxi University of Finance and Economics* 8（2020）：16−26.

② Brown, H., Vera-Toscano, E., "Energy Poverty and Its Relationship with Health: Empirical Evidence on the Dynamics of Energy Poverty and Poor Health in Australia," *SN Business & Economics* 1（2021）：139.

③ Hailemariam, A., Sakutukwa, T., Yew, S. L., "The Impact of Energy Poverty on Physical Violence," *Energy Economics* 100（2021）：105−136.

④ Prakash, K., Munyanyi, M. E., "Energy Poverty and Obesity," *Energy Economics* 101（2021）：105−108.

⑤ Zhang, J., He, Y., Zhang, J., "Energy Poverty and Depression in Rural China: Evidence from the Quantile Regression Approach," *International Journal of Environmental Research and Public Health* 19（2022）：1006.

⑥ Nie, P., Li, Q. G., Sousa-Poza, A., "Energy Poverty and Subjective Well-being in China: New Evidence from the China Family Panel Studies," *Energy Economics* 103（2021）：105−108.

⑦ Lin, B. Q., Okyere, M. A., "Multidimensional Energy Poverty and Mental Health: Micro-level Evidence from Ghana," *International Journal of Environmental Research and Public Health* 17（2020）：6726.

水平。① Bukari 等发现加纳能源贫困显著增加了家庭的卫生支出。②
Liu 等研究发现，能源贫困显著降低了中国居民的主观幸福感，这种影响存在区域、城乡与收入异质性；而且能源贫困强度越大，其对居民福利的影响越大。③ Druica 等认为能源贫困对多国公民的生活满意度有重大影响。④

Banerjee 等从不同发展中国家的视角，发现能源贫困会减少公民的平均受教育年限。⑤ Xiao 等研究发现，能源贫困通过健康状况对个人的发展造成显著负向影响。⑥ Cheng 等认为与弱势企业家精神的理论一致，家庭收入的较高份额用于能源消耗或能源贫困，会增加其成为企业家的可能性。⑦ Rafi 等认为能源贫困对印度儿童的人力资本发展有较大的负面影响。⑧

（九）关于代际支持对老年人口心理健康状况的影响

近年来关于代际支持的研究成果较多，尤其是针对老年人口的

① Getie, E. M., "Poverty of Energy and Its Impact on Living Standards in Ethiopia," *Journal of Electrical and Computer Engineering* 20 (2020): 750-760.

② Bukari, C., Broermann, S., Okai, D., "Energy Poverty and Health Expenditure: Evidence from Ghana," *Energy Economics* 103 (2021): 105-109.

③ Liu, Z. M., Deng, M. Y., Cui, Z. W., et al., "Impact of Energy Poverty on the Welfare of Residents and Its Mechanism: An Analysis Based on CGSS Data," *China Soft Science* 8 (2020): 143-163.

④ Druica, E., Goschin, Z., Ianole-Calin, R., "Energy Poverty and Life Satisfaction: Structural Mechanisms and Their Implications," *Energies* 12 (2019): 3988.

⑤ Banerjee, R., Mishra, V., Maruta, A. A., "Energy Poverty, Health and Education Outcomes: Evidence from the Developing World," *Energy Economics* 101 (2021): 105-110.

⑥ Xiao, Y. M., Wu, H., Wang, G. H., et al., "The Relationship between Energy Poverty and Individual Development: Exploring the Serial Mediating Effects of Learning Behavior and Health Condition," *International Journal of Environmental Research and Public Health* 18 (2021): 88-90.

⑦ Cheng, Z. M., Tani, M., Wang, H. N., "Energy Poverty and Entrepreneurship," *Energy Economics* 102 (2021): 105-112.

⑧ Rafi, M., Naseef, M., Prasad, S., "Multidimensional Energy Poverty and Human Capital Development: Empirical Evidence from India," *Energy Economics* 101 (2021): 101-106.

相关研究。张文娟和李树茁利用中国高龄老人健康长寿调查数据发现，代际支持中的情感交流对高龄老人心理状况的影响发挥着重要作用，儿子的代际支持在维持、改善高龄老人的心理状况方面尤为重要。① 王大华等采用自编的老年人亲子支持问卷、老年人恩情感问卷和已有量表调查发现，亲子支持通过影响老年人的自尊感、孤独感、恩情感，进而影响其主观幸福感。其中接受支持对老年人的自尊感、孤独感、恩情感产生积极的影响效应；给予支持对老年人的自尊感产生积极的影响效应。② 王萍和高蓓利用 2001 年、2003 年和 2006 年安徽省农村老年人生活状况跟踪调查数据发现，双向的经济支持和情感支持能够减缓老年人认知功能的衰退速度，但是老年人从成年子女处获得日常照料却加速了其认知功能的衰退速度，代际支持的显著影响力会以老年人的需求为中心产生不同的变化。③ 王萍和李树茁认为老年人获得子女提供的经济支持、代际双向的家务帮助和情感支持，提升了老年人的生活满意度。④ 刘泉利用 2006 年中国综合社会调查数据发现，代际关系对老年男子生活幸福度有显著的影响，父母得到的子女支持越多，其幸福感越强。⑤ 张莉通过分析 2011 年中国老年健康影响因素跟踪调查数据发现，良好的代际关系能增强老年人的积极情绪并削弱其消极情绪，增强老年人的主观幸福感。⑥ 瞿小

---

① 张文娟、李树茁：《代际支持对高龄老人身心健康状况的影响研究》，《中国人口科学》2004 年第 S1 期，第 39~44、176 页。

② 王大华、佟雁、周丽清等：《亲子支持对老年人主观幸福感的影响机制》，《心理学报》2004 年第 1 期，第 78~82 页。

③ 王萍、高蓓：《代际支持对农村老年人认知功能发展趋势影响的追踪研究》，《人口学刊》2011 年第 3 期，第 70~79 页。

④ 王萍、李树茁：《代际支持对农村老年人生活满意度影响的纵向分析》，《人口研究》2011 年第 1 期，第 44~52 页。

⑤ 刘泉：《中国家庭代际关系与老年男子生活幸福度》，《南方人口》2014 年第 4 期，第 35~46 页。

⑥ 张莉：《中国高龄老人的居住安排、代际关系和主观幸福感——基于对 CLHLS 数据的分析》，《国家行政学院学报》2015 年第 5 期，第 68~73 页。

敏利用 2013 年上海市老年人口状况与意愿跟踪调查数据发现，亲代对子代的支持与老年人生活满意度有显著的相关性，即帮助子女照看孙辈对提高其生活满意度有正向作用，而子代对亲代的支持与老年人生活满意度无显著关系，老年人经济上的独立性反而会提高其生活满意度。[①] 唐金泉从年龄组差异的角度分析了代际支持对老年人心理健康的影响。研究发现，在控制了客观健康状况等变量后，老年人的心理健康水平并非随着年龄增长呈现下降趋势；接受代际支持和给予代际支持都对老年人心理健康有显著的促进作用；对于不同年龄组来说，代际支持对老年人心理健康产生的影响既有共同点也有不同点。[②] 周坚和何梦玲利用 2014 年全国老年人健康影响因素跟踪调查数据发现，子女对父母的经济支持对老年人生活满意度无显著影响，而父母对子女的经济支持对其生活满意度有显著的正向影响；照顾支持的作用不是很显著；子女的情感支持对老年人的生活满意度有正向影响。[③]

---

① 瞿小敏：《代际交换与城市老年人的生活满意度》，《重庆大学学报》（社会科学版）2015 年第 5 期，第 165~171 页。
② 唐金泉：《代际支持对老年人主观幸福感的影响——基于年龄组的差异性分析》，《南方人口》2016 年第 2 期，第 60~70 页。
③ 周坚、何梦玲：《代际支持对老年人生活满意度的影响——基于 CLHLS2014 年数据的实证分析》，《中国老年学杂志》2019 年第 7 期，第 1730~1733 页。

第一章　基本概念及理论基础

第一节　基本概念

一　老年人口

老年人的定义与老年人的年龄规定有关，即老年人的起点年龄是多少岁。用来确定老年人的年龄包括年代年龄、生理年龄、心理年龄和社会年龄。年代年龄又称时序年龄，是指个体出生以后所经历的岁月。生理年龄是根据个体的细胞、组织、器官系统的生理状况和生理功能来确定的年龄。心理年龄是根据个体的心理活动程度来确定的年龄，它受大脑和心血管系统状态的影响，并涉及个人的记忆、学习、智力、技能、动机和情绪等心理活动的情况。社会年龄是指一个人在与其他社会成员的关系中扮演的角色或社会习惯所表现出来的年龄。由于生理年龄、心理年龄和社会年龄都难以测定，所以国际上通常以年代年龄为尺度来划分老年人口。我国在实际统计工作中通常将老年人的起点年龄定为 60 岁或 65 岁。例如，《国民经济和社会发展统计公报》同时报告了 60 岁及以上和 65 岁及以上人口的规模和比重。但《中华人民共和国老年人权益保障法》（2018修正）对老年人的起点年龄明确规定：本法所称老年人是指六十周岁以上的公民。[①]

二 健康状况

学术界普遍认为，健康不仅是没有疾病，而且是身体、心理健康与社会幸福的总体状态。健康指标主要有客观性指标、主观性指标和综合性指标三类，其中客观性指标主要包括日常生活自理能力（ADL）、工具性日常生活自理能力（IADL）、认知能力（MMSE）；主观性指标主要包括自评健康（SRH）和精神健康（MH）；除此之外，还增加了由多个变量计算而来的综合性指标虚弱指数（FI）。在客观性指标中，ADL 主要是指一些简单的基本生活能力，包括吃饭、洗澡、穿衣、上厕所、室内活动、排便六项内容，能够较好地反映老年人的日常生活能力。IADL 测量的主要内容包括购物、烹饪、家务管理、洗衣、使用交通工具、管理金钱、管理药物和使用电话等。认知能力主要使用中文版的简易精神状态检查量表（MMSE）对定向、计算、回忆和语言四个方面进行测量。在主观性指标中，SRH是指个体对自己的健康状况进行自我判断，是反映个体健康状况的重要指标。MH 也被称为心理健康，心理健康含义广泛，通常表现为一种持续的心理状态，在这种状态下，个人具有生命的活力、积极的内心体验和良好的社会适应性，能够有效地发挥个人的身心潜力与社会功能。心理健康的测评工具繁多且复杂，其中抑郁自评量表是测评心理健康最常见的工具，而抑郁也是威胁个人心理健康的最主要原因之一。有抑郁倾向或抑郁症的人呈现亚健康状态甚至可能存在严重的心理问题，因而可以通过抑郁状况指代心理健康状态。在主客观指标之外，还有一个非常重要的老龄健康指标——虚弱指

---

① 周文剑：《社会资本对中国老年人口相对贫困的影响研究》，博士学位论文，吉林大学，2023。

数。虚弱指数是一种综合了主客观两种指标的健康指数，能够突破传统健康指标的局限，更加全面地反映研究对象的真实健康状态。[①]

三 能源贫困

Leach 从可负担性的角度提出了"10%指标"，认为一个家庭的能源消费支出占总收入的10%及以上即可视为能源贫困。[②] 但 Papada 和 Kaliampakos 认为"10%指标"并不是一个测度能源贫困的很好的指标，这一指标忽视了某些家庭由于收入较低，而无法获取足量能源的现象。[③] Okushima 提出了"低收入高成本指标"（LIHC），将能源贫困定义为家庭剩余收入低于官方贫困线，且家庭生活需求的基本能源成本高于平均水平。[④] Nussbaumer 等首先提出了多维能源贫困的概念，将多维能源贫困定义为无法获得以人类可持续发展和社会繁荣为出发点的清洁能源，并借鉴 Alkire 和 Foster 提出的"双界线法"[⑤] 构造了宏观层面的多维能源贫困指数（MEPI）[⑥]。该指数是从多个不同角度来测量能源贫困的，此后众多学者利用 MEPI 对不同地区的多维能源贫困状况进行了测度。[⑦]

---

① 陆杰华、刘柯琪：《长寿时代我国百岁老人健康指标变化趋势探究——基于 CLHLS 数据的验证》，《人口与社会》2019 年第 3 期，第 3~16、2 页。

② Leach, G., "The Energy Transition," *Energy Policy* 20 (1992): 116-123.

③ Papada, L., Kaliampakos, D., "A Stochastic Model for Energy Poverty Analysis," *Energy Policy* 116 (2018): 153-164.

④ Okushima, S., "Measuring Energy Poverty in Japan, 2004-2013," *Energy Policy* 98 (2016): 557-564.

⑤ Alkire, S., Foster, J., "Counting and Multidimensional Poverty Measurement," *Journal of Public Economics* 95 (2011): 476-487.

⑥ Nussbaumer, P., Bazilian, M., Modi, V., "Measuring Energy Poverty: Focusing on What Matters," *Renewable & Sustainable Energy Reviews* 16 (2012): 231-243.

⑦ Okushima, S., "Gauging Energy Poverty: A Multidimensional Approach," *Energy* 137 (2017): 1159-1166; Bollino, C. A., Botti, F., "Energy Poverty in Europe: A Multidimensional Approach," *PSL Quarterly Review* 70 (2017): 473-507.

四 社会资本

不同学者基于不同视角对社会资本有不同的定义。Bourdieu 首次提出了社会资本的正式概念：社会资本是实际或潜在资源的集合。[①] Coleman 第一次从理论上对社会资本给予全面而系统的论述，他从功能的角度来界定社会资本：社会资本是指个人拥有的以社会结构资源为特征的资本财产；社会资本由社会结构的各个要素构成，存在于人际关系的结构中，并为结构内部的人提供便利。[②] 社会资本的研究层次既可分为个体和群体层次，也可分为微观、中观和宏观层次。依据不同的研究目的，社会资本可以被划分为不同的类型。Uphoff 依据社会资本的不同来源和表现、动力因素和一般功能，将社会资本划分为结构型社会资本与认知型社会资本。[③] 结构型社会资本是外在的和易观察的，而认知型社会资本是内在的和不易观察的。结构型社会资本相对客观，是对个人社会关系的描述，与各种社会组织相联系，依据群体的努力而设计出来。认知型社会资本则相对主观，指个人对其社会关系中存在的价值、规范、观念和信任等方面的判断，与人们的思想有关。[④] 此外，社会资本也可以被划分为黏结型社会资本、桥接型社会资本和连接型社会资本以及其他类型。

五 社区嵌入式养老服务

社区嵌入式养老起源于 20 世纪 80 年代初的日本。在快速老龄

---

① Bourdieu, P., "Registered Capital," *Actes De La Recherche En Sciences Sociales* 31 (1980): 2-3.

② Coleman, J. S., "Social Capital in the Creation of Human-capital," *American Journal of Sociology* 94 (1988): S95-S120.

③ Uphoff, N. T., *Learning from Gal Oya: Possibilities for Participatory Development and Post-Newtonian Social Science* (London: Intermediate Technology Publications, 1996).

④ 张竟月、许世存：《社会资本对农村老年人生活满意度的影响》，《人口学刊》2021 年第 2 期，第 74~85 页。

化、家庭养老功能衰退与传统机构养老服务资源紧缺的社会背景下，日本率先出现了由民间自发组建的小型托老机构，如 1983 年在群马县开设的"三乡日间中心"、1987 年在岛根县开设的"寿园"等。历经近 20 年的实践与发展，如今社区嵌入式养老这一概念已在日本的学术、产业等领域得到迅速普及，并且中国也开始使用这一概念。当前，中国的社区嵌入式养老仍处于起步阶段，系统性研究相对较少，虽有学者进行过概念上的解读，但由于研究背景及侧重点各不相同，学界对于社区嵌入式养老的定义仍未达成共识。杜鹏和马琦峰认为社区嵌入式养老是指通过下沉与整合各类服务资源，在社区内打造集居家、社区、机构服务于一体的养老综合体，以实现在家中或家门口就近就便享受优质养老服务的一种新型养老模式。[1] 胡宏伟等认为，嵌入式养老是机构养老和社区居家养老的补充和整合，是通过竞争机制在社区内嵌入一个市场化运营的养老模式。[2] 章萍在研究中将嵌入式养老直接近似于社区内的微型养老服务设施。[3] 宋晓宇则认为社区嵌入式养老主要包含三方面的含义：一是"把设施嵌入老年人家门口的社区中"；二是"把服务嵌入老年人现实的需求中"；三是"把老年人的个体行动嵌入社会关系网络中"。[4] 除此之外，在 2019 年 11 月上海市民政局发布的《上海市社区嵌入式养老服务工作指引》中，社区嵌入式养老被上海官方定义为"在社区内围绕老年人生活照料、康复护理、精神慰藉等基本需求，嵌入

---

① 杜鹏、马琦峰：《中国社区嵌入式养老：现状与问题浅析》，《人口与发展》2024 年第 3 期，第 113～124 页。

② 胡宏伟、汪钰、王晓俊等：《"嵌入式"养老模式现状、评估与改进路径》，《社会保障研究》2015 年第 2 期，第 10～17 页。

③ 章萍：《嵌入式养老：上海养老服务模式创新研究》，《现代管理科学》2016 年第 6 期，第 64～66 页。

④ 宋晓宇：《上海社区嵌入式养老发展现状及建议》，《科学发展》2020 年第 9 期，第 107～113 页。

相应的功能性设施、适配性服务和情感性支持，让处于深度老龄化的社区具备持续照料能力，让老年人在熟悉的环境中、在亲情的陪伴下原居安养"。

六 健康老龄化

世界卫生组织于1990年提出实现"健康老龄化"的目标。根据世界卫生组织1946年宪章中关于健康的经典定义：健康是身体、心理和社会功能的完美状态。在2015年的《关于老龄化与健康的全球报告》中，世界卫生组织定义了健康老龄化的概念：健康老龄化是指持续性地发展和维护老年健康生活所需的功能发挥的过程，使老年人能够按照自身观念和偏好来生活和行动。

健康老龄化是内在能力和外在环境相互作用的结果。内在能力是指老年人在任何时候都能够动用的全部身体机能和脑力的组合；外在环境是指老年人在家庭、社区、社会中所接触的所有外界因素，包括建筑环境、人际关系、态度和价值观、卫生和社会政策、支持系统及其提供的服务。对于内在能力处于一定水平的老年人，其生活与行动目的的达成主要取决于外在环境中存在的各种资源与障碍。

经过30多年的演进，国际上的健康老龄化战略已经形成了一整套相对成熟的理念和共识，这也为健康老龄化战略的中国化奠定了理论和实践基础。一是健康老龄化所围绕的目标是老年人的寿命长度和质量，尤其是寿命质量。对老年人口而言，"活得久了"并不代表"活得更好了"。虽然现有的老年人口比过去更加长寿，但他们是否变得更加健康才是问题的关键。二是健康老龄化关注寿命质量，在本质上即强调以人为本的理念，意图突出老年人口的尊严和自由。健康老龄化的维度包括生理健康、心理健康、行动能力和社会功能发挥，而行动能力和社会功能的发挥是健康老龄化战略关注的焦点，这也强调了老年人口的主体性。三是对于寿命质量的投入是一项促进入力资本可持续发展的战略性投资。世界卫生组织提出，用于老年人口的公共卫生支出应当被视作一种投资，且这种投资能够降低家庭和社会的照护成本，并为老年人口的参与和贡献创造条件。四是健康不平等与个体健康的差异必须得到健康老龄化战略的重视。老年人的健康与机能状况是多样化的，甚至许多老年人身患一种或多种疾病，同样能够保持良好的活动能力和较高的生活质量。同时，这种老年人口在健康方面的多样性在一定程度上也与健康不平等有着密切联系。

我国著名人口学家邬沧萍教授认为，老年人口的健康明显受到社会因素的影响，社会生活的完善状态对老年人口的生活具有重要意义。因此，实现健康老龄化是一项社会工程。健康老龄化关注老年人口中大多数人的健康长寿，强调总人口中健康老年人比重的不断提高，因此也是一项社会发展对策。健康老龄化是老龄化时代社会良性运行的标志，也是人类应对过度老龄化的一项有效、乐观的对策。实施健康老龄化战略的直接目标是形成一个健康老龄化的社会。从这一目标的基本要求看，健康老龄化社会的主要特征是：第一，社会成员中绝大多数老年人口是健康长寿的，并过着有尊严、有保障的物质和精神生活；第二，社会发展不受人口老龄化的影响，实现社会经济的持续、快速和健康发展，并使社会生活充满活力；第三，社会和家庭的代际关系和谐，各年龄群体的人口协调发展，公平地享受社会发展的一切成果。[①]

七　积极老龄化

"积极老龄化"是在"健康老龄化"基础上提出的新概念。2002

---

① 邬沧萍、姜向群：《"健康老龄化"战略刍议》，《中国社会科学》1996 年第 5 期，第 52~64 页。

年世界卫生组织在《积极老龄化：政策框架》一书中将"积极老龄化"定义为使老年人健康、参与和保障的机会尽可能最大化的过程，以提高其生活质量。积极老龄化丰富了健康老龄化的内涵，旨在通过提供充分的保障和照料，使不管是个体还是群体在整个生命周期和参与社会生活的过程中均能够实现自身生理、心理和社会功能的最优化。

积极老龄化把老龄化过程看作一个正面的、有活力的过程，倡导老年人口必须有健康的生活和为社会做贡献的机会。积极老龄化的过程是一个全社会参与的过程。对老年人个体而言，他不仅要有健康的体魄，还要有参与社会的机会。对整个社会而言，积极老龄化不仅是一个老年人比重相对年轻人逐渐增大的过程，还是一个老年群体生存发展权益逐步得到保障的过程。可见，人口老龄化问题不仅是老年人个体或老年群体的问题，还是老年人口与其他年龄群体权益均衡的社会协调发展问题。

积极老龄化的三个支柱"健康、参与、保障"实际上是从社会的角度提出来的。"健康"是指提高老年人生活质量，降低其因衰老而带来的疾病的发生率，使其慢性疾病得到治疗和康复，以延长老年人社会参与的时间。"参与"是指老年人根据自己的能力、需要和喜好，参与社会经济、文化和精神活动。老年人通过各种方式参与家庭、社区和社会发展，利用自身积累的知识、技能和经验继续为家庭、社区和社会做出贡献。"保障"是指在老年人不能照顾自己的情况下，支持家庭和社区通过各种途径和努力照料他们。

"积极"涵盖了经济、社会、文化、体育和公共事务等各方面的参与，而不仅仅是身体健康、参与体力劳动，因而退休的老年人和患病、残疾的老年人仍旧可以积极地为家庭、同事、社会和国家做贡献。其目的是使所有老年人口（不仅包括有自理能力的老年人，还包括那些虚弱、残疾和需要照料的老年人），都能够提升健康期望寿命和生命质量。此外，"积极"还体现在政府、研究者和社会大众都应该有所作为，老龄政策制定者要搞清楚是什么决定了老年人的健康活力，学者要收集成功保持老年人口健康活力的干预方法，公众则要清楚如何才能保持健康活力。

积极老龄化理论认为，"当健康、劳动力市场、就业、教育和生活政策支持老龄化时"，积极老龄化的政策和计划就会在如下三个方面发挥积极作用：第一，积极老龄化政策和计划，"具有应对个体和群体老龄化挑战的能力"；第二，积极老龄化政策和计划，能够"鼓励和平衡个人责任（自我照料）、代际友好与团结"；第三，积极老龄化政策和计划，"有助于缓解养老金、收入保障计划以及医疗和社会照料支出不断增加的压力"。

积极老龄化政策的实施需要其他关键因素的支撑，特别是经济因素的支撑。积极老龄化理论认为，"经济环境对积极老龄化产生影响的主要因素有三个，它们是收入、工作和社会保护"。第一，收入。缓解各年龄组的贫困，尤其是老年人的贫困，是决定实施积极老龄化政策的重要因素。第二，工作。一方面，老年人是否有能力继续工作，不仅取决于老年人的当下状况，而且取决于其在生命的早期，是否拥有体面的、有尊严的工作；另一方面，应当鼓励、保护和支持那些有能力或正在继续工作的老年人。第三，社会保护。在传统社会中，"世界各国，家庭为需要帮助的老年人提供了多方面的支持"。但在当代社会中，"随着社会发展和传统多代家庭开始减少，国家号召发展为那些生活不能自理、独居和病弱的老年人提供社会保护的专门机构"。[①]

---

① 宋全成、崔瑞宁：《人口高速老龄化的理论应对——从健康老龄化到积极老龄化》，《山东社会科学》2013 年第 4 期，第 36~41 页。

八　代际支持

代际支持是代际关系的重要表现，代际关系指代与代之间通过资源分配与共享，情感的交流与沟通及道德义务的认识与承担等诸多媒介发生这样或那样的联系，从而呈现不同态势的胶结状态。宏观的代际关系包括从历史角度纵向考察不同代群体之间的代际关系，微观的代际关系则是从家庭角度考察亲代和子代间的代际关系。本书使用微观代际关系的定义，指的是家庭内部老年父母和成年子女之间双向的代际支持，包括亲代和子代之间的经济支持以及日常生活中的照料和互惠、情感交流和沟通等非经济支持。[①]

第二节　理论基础

一　马斯洛需求层次理论

马斯洛的需求层次理论是心理学中的激励理论，包括人类需求的五级模型，通常被描绘成金字塔内的等级。层次结构从底部到顶部，需求依次为：生理（食物和衣服）、安全（工作保障）、社交（友谊）、尊重和自我实现。这种五阶段模式可分为缺陷需求和增长需求。前四个级别通常称为缺陷需求，而最高级别称为增长需求。1943年马斯洛指出，人们需要动力实现某些需求，有些需求优先于其他需求。第一，五种需求是最基本的、与生俱来的，构成不同的等级或水平，并成为激励和指引个体行为的力量。第二，马斯洛认为需求层次越低，力量越大，潜力越大。随着需求层次的上升，需

---

① 薄赢：《代际支持的健康效应及其对老年人医疗消费的影响》，博士学位论文，华东师范大学，2017。

求的力量相应减弱。高级需求出现之前，必须先满足低级需求。第三，低级需求直接关系个体的生存，也叫缺陷需求，当这种需求得不到满足时会直接危及生命；高级需求不是维持个体生存所绝对必需的，但是满足这种需求使人健康、长寿、精力旺盛，所以叫作增长需求。高级需求比低级需求复杂，满足高级需求必须具备良好的外部条件——社会条件、经济条件、政治条件等。第四，在人的高级需求产生以前，低级需求只要得到部分满足就可以了。第五，个体对需求的追求有所不同，有的个体对自尊的需求超过对爱和归属的需求。[①]

二 代际支持理论

有关代际支持的理论起源于 Barro 和 Becker 的研究[②]，此后代际支持的问题成为经济学家研究的一个重要问题。Barro 有关代际支持的分析认为，来自社会公共政策的支持会挤出家庭内部代际支持，并且这种挤出效应有可能是完全挤出，即增加一美元的社会保障收入会减少一美元的家庭内部代际经济支持。代际支持理论包含利他理论和交换理论。利他理论认为，家庭内部个体进行效用最大化的决策时会考虑同家庭其他成员之间的关系，家庭内部的决策由一个利他的个体对家庭进行管理，控制资源的分配，从而达到个体和整体家庭效用的最大化。利他主义要求决策时将家庭看作一个集体单位，集中、有效地配置资源，以保证每个家庭成员都能够生存。利他主义的模型下，年轻一代会为老年一代提供更多的代际支持，从

---

① 黄霞：《商贸流通业人才激励机制研究——基于马斯洛需求理论》，《商业经济研究》2015 年第 32 期，第 9~10 页。

② Barro, R. J., "Are Government Bonds Net Wealth," *Journal of Political Economy* 82 (1974)：1095-1117；Becker, G., "A Theory of Social Interactions," *Journal of Political Economy* 82 (1974)：1063-1093.

而保持家庭传统和利他情感，而不是单纯考虑个体自身的利益，在利他主义的视角下子代会尽可能多地向老年人提供代际支持，即使老年人并不能够给予相应的回报。交换理论认为，父母在子女年幼时提供教育、抚养等经济支持和非经济支持，子女在成年后为老年人提供居住、照料等代际经济支持和非经济支持。该模型认为收入水平高的成年子女在年幼时接受父母更多的代际支持，并且老年人自身的资源禀赋（身体健康状况、财富积累等）越多，老年人能够获得子女代际支持的可能性越大，获得代际支持的数量也会越多。[①]

三　社会支持理论

社会支持是指一定社会网络运用一定的物质和精神手段对社会弱势群体进行无偿帮助的行为的总和，一般是指来自个人之外的各种支持的总称，是与弱势群体的存在相伴随的社会行为。按照支持主体可将社会支持分为四类：由政府和正式组织（非政府组织）主导的正式支持；以社区为主导的"准正式支持"；由个人网络提供的社会支持；由社会工作专业人士和组织提供的专业技术性支持。这四类支持互有交叉，但在更多层面相互补充，已经初步形成了政府主导、多元并举的社会支持系统框架。依据社会支持理论的观点，一个人拥有的社会支持网络越强大，其应对各种环境挑战的能力也越强。个人所拥有的资源又可以分为个人资源和社会资源。个人资源包括个人的自我功能和应对能力，社会资源是指个人社会网络的广度和网络中的人所能提供的社会支持功能的程度。以社会支持理论为取向的社会工作，强调通过干预个人的社会网络来改变其在个人生活中的作用。特别对那些社会网络资源不足或者利用社会网络

---

① 薄赢：《代际支持的健康效应及其对老年人医疗消费的影响》，博士学位论文，华东师范大学，2017。

的能力不足的个体，社会工作者致力于给予他们必要的帮助，帮助他们丰富社会网络资源，增强其利用社会网络的能力。[①]

四　活动理论

活动理论的哲学基础是马克思、恩格斯的辩证唯物主义哲学。活动理论研究的基本内容是人类活动的过程，是人与自然环境和社会环境，以及社会群体与自然环境之间所从事的双向交互的过程，是人类个体和群体的实践过程与结果。人的意识与活动是辩证的统一体。也就是说，人的心理发展与人的外部活动是辩证统一的。活动理论强调了活动在知识技能内化过程中的桥梁作用。活动构成了心理，特别是人的意识形成、发展的基础。而人的活动具有对象性和社会性。活动理论分析的基本单位是活动。活动系统包含3个核心成分（主体、客体和共同体）和3个次要成分（工具、规则和劳动分工）。次要成分又构成了核心成分之间的联系。活动理论有五大原则，即以目标为导向、具有层级结构、内化和外化结合、具有工具中介和发展原则。[②]

五　健康促进理论

健康促进理论以健康教育为基础，是解释健康行为和指导健康促进实践的系统方法，通过改变社会、环境和经济条件来减小它们对个人健康的影响。健康促进理论由政策和结构改革、人力资源开发、监测、干预、评价5个部分组成，其中，干预是指创建支持健康的物质社会环境和促使人们行为的改变以及健康生活方式的形成。制

[①]　程虹娟、龚永辉、朱从书：《青少年社会支持研究现状综述》，《健康心理学杂志》2003年第5期，第351~353页。

[②]　周文博：《基于活动理论的农家书屋建设与发展动力机制反思》，《图书馆建设》2022年第6期，第92~99、111页。

定健康的公共政策、创造支持性环境、强化社区行动、发展个人技能、调整卫生服务方向是实现健康促进的五大途径，其中，创造支持性环境是指创造有利于人们健康的物质环境、社会经济环境和社会政治环境。健康促进理论强调需要在一定的场所开展健康促进活动，并覆盖不同年龄的目标人群。而家庭健康促进理论同样强调家庭环境、生活方式以及成员间的关系对家庭成员健康的重要影响。[1]

六　健康需求理论

Grossman 利用 Becker 提出的人力资本概念，将个人健康视为随着年龄增长而折旧的资本存量，初始存量的质量一部分是先天的，另一部分则是后天的，并将健康视为能提高消费者满足程度的资本存量。这一理论模型指出，当年龄达到一定程度后，年龄的增加意味着健康资本折旧率的提高，消费者必须增加投资来弥补健康资本存量的不足。因此，消费者对医疗服务的需求会随着健康资本折旧率的提高而增加。并且根据 Grossman 健康需求模型可知，健康对个人的效用体现在两方面：一是消费效用；二是投资效用。当健康作为消费品时，意味着个人需要投入成本来维护健康；当健康作为投资品时，意味着个人可以利用健康从事社会生产活动，进而获得收入和社会地位。Grossman 进一步将健康引入消费者效用函数中，得出个人健康存量受到个体层面、家庭层面、社会层面因素的影响；健康资本折旧率随着年龄的增大而增加，同时个人健康存量会随着健康资本折旧率的增大而减少。这意味着，当达到一定年龄后，消费者必须增加健康投资来弥补健康资本存量的不足，而健康投资的成本增加，必定使得折旧率上升，最终导致健康需求下降。[2]

---

[1]　郑频频、史慧静主编《健康促进理论与实践》（第二版），复旦大学出版社，2011。

[2]　王小万、刘丽杭：《Becker 与 Grossman 健康需求模型的理论分析》，《中国卫生经济》2006 年第 5 期，第 28~35 页。

七　社会资本理论

关于社会资本理论，许多学者进行了研究。布迪厄是第一位在社会学领域对社会资本进行初步分析的学者；科尔曼对社会资本做了较系统的分析；帕特南从政治的角度对社会资本进行了研究。布迪厄把资本划分为三种类型——经济资本、文化资本和社会资本，集中研究了资本之间的区分及相互作用，认为资本之间可以相互转换。布迪厄提出，所谓社会资本就是"实际的或潜在的资源的集合体，那些资源是同对某些持久的网络的占有密不可分的。这一网络是大家共同熟悉的、得到公认的，而且是一种体制化的网络，这一网络是同某团体的会员制相联系的，它从集体性拥有资本的角度为每个会员提供支持，提供为他们赢得声望的凭证"。① 社会资本以关系网络的形式存在。科尔曼认为社会资本是与物质资本和人力资本并存的，每个人生来就具有这三种资本。其中，物质资本是有形的，社会资本和人力资本是无形的，它们三者之间可以相互转换。社会资本的形式有义务与期望、信息网络、规范与有效惩罚、权威关系、多功能社会组织和有意创建的组织等。帕特南在科尔曼的基础上，将社会资本从个人层面上升到集体层面，并将其引入政治学研究中，从自愿群体的参与程度角度来研究社会资本，认为由于一个地区具有共同的历史渊源和独特的文化环境，人们容易相互熟知并形成一个关系密切的社区，组成紧密的公民参与网络。这一网络通过各种方式对破坏人们信任关系的人或行为进行惩罚，从而得到加强。这种公民精神及公民参与所体现的就是社会资本。②

---

① Bourdieu, P., "The Forms of Capital," in J. G. Richardson, ed., *Handbook of Theory and Research for the Sociology of Education* (New York: Greenwood, 1986), pp. 241 - 258.

② 肖冬平、王春秀：《社会资本研究》，云南大学出版社，2013。

八　场域理论

场域理论是社会学的主要理论之一，是关于人类行为的一种概念模式，它起源于 19 世纪中叶的物理学概念。总体而言，人的每一个行动均被行动所发生的场域影响，而场域并非单指物理环境，也包括他人的行为以及与此相关的许多因素。场域是由社会成员按照特定的逻辑要求共同建设的，是社会个体参与社会活动的主要场所，是集中的符号竞争和个人策略的场所，这种竞争和策略的目的是生产有价值的符号商品，而符号商品的价值依赖有关消费者社会对它的归类。符号竞争的胜利意味着一种符号商品被判定为比其竞争对象拥有更高的价值，并可将其强加于社会，布迪厄称之为"符号暴力"。场域可被视为不定项选择的空间，它为其中的社会成员标出了待选项目，但没有给定最终选项，个人可进行竞争策略的多种搭配选择，不同的人会出现不同的结果，在这些结果中，一方面可以体现出选择者的意志，即个体的创造性，另一方面可体现出选择的框架要求和限制。①

九　社区照顾理论

社区照顾的提出源于对 19 世纪贫穷法案老年人机构照顾的批评。初期的社区照顾主要应用在心理卫生领域，至 20 世纪 50 年代则突破进入老年人照顾范畴。社区照顾包括在社区照顾、由社区照顾以及为社区照顾。在社区照顾主要运用法定资源使案主在以社区为基础的中心或者家庭接受照顾和服务。它以政府、非政府组织在社区内设立的小型、专业的服务机构为主要照顾场域，涵盖机构中

---

① 李全生：《布迪厄场域理论简析》，《烟台大学学报》（哲学社会科学版）2002 年第 2 期，第 146～150 页。

的照顾和专业人士的上门护理。由社区照顾是指动员、组织社区非正式网络给予案主照顾服务。为社区照顾则要解决谁被照顾的问题。仅就目前情形而言，有需求的老人特别是残疾且需长期照顾的老人是社区照顾的重点对象。社区照顾具有长期照顾、去机构化、重视发挥非正式资源作用、倡导以需求为导向的服务、强调案主的参与性和选择权、成本低廉等特点。在这些特点中，我们可以清楚地发现社区照顾所包含的人本主义价值诉求，它通过发展非正式照顾弥补和矫正正式照顾的缺陷和偏差，在合理分配资源和重新分配资源的基础上，依靠社区自身力量发挥社区网络的作用。以民主和参与的精神发展社区照顾事业，使受照顾者的权利、尊严得到体现，使其需要得到满足，使其价值与人格得到尊重。[①]

十 生命周期理论

生命周期的概念应用很广泛，在心理学上主要是指人的生命周期和家庭的生命周期，是指人的出生、成长、衰老、生病和死亡的过程。个体生命周期包括以下9个阶段。（1）婴儿期（0~2岁），共情和协调情感反应的发展，个体大脑被塑造成可以负担终身的情感学习。（2）儿童早期（2~6岁），对相互依存的进一步认识，儿童早期接近尾声时，个体获得了共情、关系性，以及有关依存的知觉和直觉的能力。（3）儿童中期（女孩6~11岁，男孩6~12岁），道德发展，包括智力逻辑和良心逻辑的发展。（4）青春前期（女孩11~13岁，男孩12~14岁），寻找自己的声音，真实性发展的开始，有能力清晰地理解关系，认识到关系中的不正当并对此表示反感。（5）青春期（女孩13~21岁，男孩14~21岁），寻找认同，在社会、父母和

[①] 李伟峰、梁丽霞：《社区照顾理论及其在中国的实践问题》，《济南大学学报》（社会科学版）2008年第1期，第12~15、91页。

同伴的压力下，年龄、性别和种族等刻板印象继续内化到观点和感受中，学会在关注自己与关注他人之间寻找平衡，不再人云亦云。（6）成年早期（21~35岁），发展与参与深度关系的能力，个体将对家庭的关心和职业的关注放在同等重要的位置，发展一个核心的自我，将关于关系、直觉以及道德良心的发展有意识地结合在一起，在自己与他人之间建立真正的亲密关系。（7）成年中期（女性35~50岁，男性35~55岁），真正力量的出现，更加意识到他人的存在，在平衡多重任务的过程中能够反思自己的优先需要，能够更多地参与社会活动。（8）成年晚期（女性50~75岁，男性55~75岁），睿智时代的开始，重新利用相互依存的智慧，为他人提供帮助，将自己的价值观传授给他人，重新倾向于精神原则，并且追求生命、情感和精神方面的和谐。（9）老年期（75岁以上），悲伤、丧失、重新振作、反思和成长，这是一个反思自己一生的阶段，重新赏析和接受自己。①

十一 生命历程理论

生命历程理论，来自芝加哥学派对移民的研究，是国际上正在兴起的一种跨学科理论，它侧重于研究剧烈的社会变迁对个人生活与发展的显著影响，将个体的生命历程看作更大的社会力量和社会结构的产物。生命历程理论的基本分析范式，是将个体的生命历程理解为一个由多个生命事件构成的序列，同样一组生命事件，若排序不同，对一个人人生的影响也会截然不同。生命历程理论的基本原理大致可概括为四个方面。一是"一定时空中的生活"原理，即个体在哪一年出生（出生效应），属于哪一年龄群体，以及在什么地

---

① 牛海群、丁雪、郭本禹：《生命周期理论的发展与创新》，《南京晓庄学院学报》2023年第1期，第90~95页。

方出生（地理效应），基本上将人与某种历史力量联系起来。二是
"相互联系的生活"原理。人总是生活在由亲戚和朋友所构成的社会
关系中，个人正是通过一定的社会关系，才被整合进特定的群体，
每代人注定要受到在别人的生命历程中所发生的生活事件的巨大影
响。三是"生活的时间性"原理。生活的时间性指的是在生命历程
中变迁所发生的社会性时间，它还指个体与个体之间生命历程的协
调发展。这一原理认为，某一生活事件发生的时间甚至比事件本身
更具意义，强调了人与环境的匹配。四是"个人能动性"原理。人
总是在一定社会建制中有计划、有选择地推进自己的生命历程。即
使在有约束的环境下，个体仍具有主动性。人在社会中所做出的选
择除了受到社会情景的影响，还受到个人经历和个人性格特征的
影响。①

十二　理性选择理论

理性选择理论是指解释个人有目的的行动与其所可能达到的结
果之间的联系的工具性理性。一般认为，理性选择范式的基本理论
假设包括：（1）个人是自身最大利益的追求者；（2）在特定情境中
有不同的行为策略可供选择；（3）人在理智上相信不同的选择会导
致不同的结果；（4）人在主观上对不同的选择结果有不同的偏好排
序。可简单概括为理性人目标最优化或效用最大化，即理性行动者
趋向于采取最优策略，以最小代价取得最大收益。②

---

① 包蕾萍：《生命历程理论的时间观探析》，《社会学研究》2005 年第 4 期，第 120～133、
244～245 页。
② 周长城：《理性选择理论：社会学研究的新视野》，《社会科学战线》1997 年第 4 期，
第 224～229 页。

第二章　我国老年人口健康自评状况及影响因素分析

第一节　数据来源、变量设置及模型设定

一　数据来源

本章数据来源于 2018 年中国老年健康影响因素跟踪调查（CL-HLS），这是由北京大学健康老龄与发展研究中心/国家发展研究院组织的老年人跟踪调查，样本来自全国 23 个省份，有效样本共计 15874 份，具有很好的代表性。其中，存活被访者问卷内容包括老年人的基本状况、社会经济状况以及各项健康状况等，涵盖了老年人的方方面面，满足本章研究的需要。本章选取年龄在 60 岁及以上的老年人为研究对象，在对变量值缺失或无效的样本进行删除后，得到 2014 年有效样本 3470 份，2018 年有效样本 7911 份。

二　变量设置

本章因变量为我国老年人口健康自评状况。选取的问题为"您觉得现在您自己的健康状况怎么样"。该问题共有 5 个选项，分别为"很好""好""一般""不好""很不好"。本章将选择"很好"和"好"的重新赋值为"1"，将选择"一般"的重新赋值为"2"，将

选择"不好"和"很不好"的重新赋值为"3"。

　　本章自变量包括个体特征、生活习惯特征、家庭特征、社会经济特征共四部分。其中，个体特征包括性别变量、年龄变量、城乡变量、居住方式变量、受教育水平变量、婚姻状况变量、健康变化变量。生活习惯特征包括吸烟变量、喝酒变量、锻炼变量。家庭特征包括家庭总收入变量、子女生活照料变量、子女情感支持变量、子女经济支持变量、配偶情感支持变量、给予子女经济支持变量。社会经济特征包括收入是否够用变量、生活水平变量、及时就医变量、每年常规体检变量。变量具体赋值情况见表 2.1。

表 2.1　变量定义与数据统计

变量名称	变量定义
因变量	
健康自评状况	1=健康良好；2=健康一般；3=不健康
自变量	
个体特征	
性别	1=男性；2=女性
年龄	实际年龄
城乡	1=城镇；2=农村
居住方式	1=与家人同住；2=独居；3=养老机构
受教育水平	1=受过；2=没有受过
婚姻状况	1=有配偶；2=无配偶
健康变化	1=变好；2=没变；3=变差
生活习惯特征	
吸烟	1=是；2=不是
喝酒	1=是；2=不是
锻炼	1=是；2=不是

续表

变量名称	变量定义
家庭特征	
家庭总收入	对数化处理
子女生活照料	1＝有；2＝没有
子女情感支持	1＝有；2＝没有
子女经济支持	1＝有；2＝没有
配偶情感支持	1＝有；2＝没有
给予子女经济支持	1＝有；2＝没有
社会经济特征	
收入是否够用	1＝够用；2＝不够用
生活水平	1＝较富裕；2＝一般；3＝较贫困
及时就医	1＝能够；2＝不能够
每年常规体检	1＝参加；2＝不参加

三 模型设定

由于本章因变量老年人健康自评状况为三分类变量，因此本章利用多元逻辑回归模型对老年人健康自评状况的影响因素进行分析，其具体模型如下：

$$logitP_{1/0} = \ln\left[\frac{p(y=1\mid x)}{p(y=0\mid x)}\right] = \alpha + \beta_{1k}X_k + \varepsilon \qquad (2.1)$$

$$logitP_{2/0} = \ln\left[\frac{p(y=2\mid x)}{p(y=0\mid x)}\right] = \alpha + \beta_{2k}X_k + \varepsilon \qquad (2.2)$$

其中，α 为常数项；X_k 为所有自变量；β_{1k} 为自评健康状况处于良好状态时，自变量对因变量的影响程度；β_{2k} 为自评健康状况处于一般状态时，自变量对因变量的影响程度；ε 为残差项。

第二节　实证结果分析

一　老年人口 2014 年健康自评状况影响因素分析

由表 2.2 可知，在 2014 年我国老年人口健康自评状况的影响因素分析结果中，年龄变量表现为显著正向影响，即年龄较大的老年人自评为健康良好的可能性是年龄较小老年人的 1.028 倍，年龄较大的老年人自评为健康一般的可能性是年龄较小老年人的 1.014 倍。这说明年龄较大的老年人更倾向于自评健康。年龄越大的老年人越容易看淡生死，且对生活质量的追求不高，因而更容易自我满足。性别变量表现为正向影响，即男性老年人自评为健康一般的可能性是女性老年人的 1.323 倍。这说明男性老年人更倾向于自评健康。由于历史原因，男性老年人拥有更高的社会经济地位，因而更容易保持健康状况。健康变化变量表现为显著正向影响，即健康状况变好的老年人自评健康为良好的可能性是健康状况变差老年人的 10.154 倍，健康状况变好的老年人自评健康为一般的可能性是健康状况变差老年人的 2.397 倍，健康状况没变的老年人自评健康为良好的可能性是健康状况变差老年人的 14.647 倍，健康状况没变的老年人自评健康为一般的可能性是健康状况变差老年人的 3.764 倍。这说明老年人健康状况越好，则其自评健康的可能性越高。吸烟变量表现为正向影响，即有吸烟习惯的老年人自评健康为良好的可能性是没有吸烟习惯老年人的 1.330 倍，说明有吸烟习惯的老年人更倾向于自我感觉良好。有吸烟习惯的老年人能够通过吸烟行为缓解自身压力，进而保持心情愉悦，最终影响到自我健康评价。喝酒变量表现为显著正向影响，即有喝酒习惯的老年人自评为健康良好的可能性是没有喝酒习惯老年人的 1.915 倍，有喝酒习惯的老年人自评为健康一般的可能性是没有喝酒习惯老年人的 1.421 倍，说明有喝酒习惯的老年人更倾向于自我感觉良好。喝酒行为跟吸烟行为类似，都有缓解精神压力、麻痹自我神经的效果，因而能够影响到自我评价。锻炼变量表现为显著正向影响，即有锻炼习惯的老年人自评健康为良好的可能性是没有锻炼习惯老年人的 2.576 倍，有锻炼习惯的老年人自评健康为一般的可能性是没有锻炼习惯老年人的 1.623 倍，说明有锻炼习惯的老年人更倾向于自我感觉良好。锻炼有助于保持身体健康和心情愉悦，因而能够有效增进老年人的主观认同。收入是否够用变量表现为正向影响，即收入够用的老年人自评健康为良好的可能性是收入不够用老年人的 1.406 倍，说明收入够用老年人更倾向于自评健康。同样，生活水平变量表现为显著正向影响，即生活较富裕的老年人自评健康为良好的可能性是生活较贫困老年人的 4.897 倍，生活较富裕的老年人自评健康为一般的可能性是生活较贫困老年人的 1.649 倍；生活一般的老年人自评健康为良好的可能性是生活较贫困老年人的 2.605 倍，生活一般的老年人自评健康为一般的可能性是生活较贫困老年人的 1.766 倍，同样说明生活水平越高的老年人越倾向于自我感觉良好。经济基础决定上层建筑，经济状况良好的老年人拥有更好的养老条件，因而对于保障自身健康方面更具优势。子女生活照料变量表现为正向影响，即有子女生活照料的老年人自评健康为一般的可能性是没有子女生活照料老年人的 1.381 倍，说明有子女生活照料的老年人更倾向于自评健康。子女养老是我国传统的养老方式，因而能够得到子女生活照料的老年人不仅能够在日常生活中得到极大的便利，而且能够满足内心的需求。给予子女经济支持变量表现为显著正向影响，即给予子女经济支持的老年人自评健康为良好的可能性是没有给予子女经济支持老年人的 1.250 倍，给予子女经济支持的老年人自评为健康一般的可能性是没有给予子女经济支持老年人的 1.350 倍，说明给予子女经济支持的老年人更倾向于自评健康。及时就医变量表现为显著正向影响，即能够及时就医的老年人自评健康为良好的可能性是不能够及时就医老年人的 2.581 倍，能够及时就医的老年人自评健康为一般的可能性是不能够及时就医老年人的 1.904 倍，说明能够及时就医的老年人自评健康的可能性更高。医养结合是保障老年人晚年生活质量的关键因素，因此能够在生病后得到及时就医的老年人自然会拥有更健康的生理机能。每年常规体检变量表现为显著正向影响，即每年常规体检的老年人自评健康为良好的可能性是每年不常规体检老年人的 1.406 倍，每年常规体检的老年人自评健康为一般的可能性是每年不常规体检老年人的 1.297 倍，说明每年常规体检的老年人自评健康的可能性更高。

表 2.2　2014 年我国老年人口健康自评状况的影响因素分析

变量（参照组）	健康良好			健康一般		
	B	显著性	Exp（B）	B	显著性	Exp（B）
年龄	0.027	0.000	1.028***	0.013	0.034	1.014**
男性（女性）	0.118	0.376	1.125	0.280	0.020	1.323**
城镇（乡村）	-0.106	0.351	0.899	-0.007	0.945	0.993
与家人同住（养老机构）	0.133	0.773	1.142	-0.312	0.442	0.732
独居（养老机构）	0.163	0.729	1.177	-0.056	0.894	0.946
有教育经历（无）	-0.058	0.646	0.944	0.072	0.530	1.075
有配偶（无配偶）	-0.122	0.569	0.885	0.188	0.331	1.207
健康状况变好（变差）	2.318	0.000	10.154***	0.874	0.000	2.397***
健康状况没变（变差）	2.684	0.000	14.647***	1.325	0.000	3.764***
吸烟（不吸烟）	0.285	0.072	1.330*	0.069	0.641	1.071
喝酒（不喝酒）	0.650	0.000	1.915***	0.351	0.035	1.421**
锻炼（不锻炼）	0.946	0.000	2.576***	0.484	0.000	1.623***
家庭总收入	-0.026	0.607	0.974	-0.037	0.416	0.963

变量（参照组）	健康良好			健康一般		
	B	显著性	Exp（B）	B	显著性	Exp（B）
收入够用（否）	0.340	0.024	1.406**	0.068	0.599	1.070
生活较富裕（较贫困）	1.589	0.000	4.897***	0.500	0.018	1.649**
生活一般（较贫困）	0.958	0.000	2.605***	0.569	0.000	1.766***
子女生活照料（无）	0.233	0.166	1.262	0.323	0.035	1.381**
子女情感支持（无）	0.076	0.624	1.079	0.190	0.182	1.209
配偶情感支持（无）	0.153	0.482	1.165	0.058	0.769	1.060
子女经济支持（无）	0.046	0.750	1.047	0.168	0.204	1.183
给予子女经济支持（无）	0.223	0.052	1.250*	0.300	0.004	1.350***
能及时就医（不能）	0.948	0.001	2.581***	0.644	0.002	1.904***
每年常规体检（不参加）	0.341	0.002	1.406***	0.260	0.010	1.297**

注：***、**、*分别表示在1%、5%、10%的水平下显著。

二 老年人口2018年健康自评状况影响因素分析

由表2.3可知，在2018年我国老年人口健康自评状况的影响因素分析结果中，年龄变量表现为显著正向影响，即年龄较大的老年人自评为健康良好的可能性是年龄较小老年人的1.012倍，年龄较大的老年人自评为健康一般的可能性是年龄较小老年人的1.011倍。这说明年龄较大的老年人更倾向于自评健康。居住方式变量表现为正向影响，即选择独居的老年人自评为健康良好的可能性是选择养老机构养老老年人的1.704倍，选择独居的老年人自评为健康一般的可能性是选择养老机构养老老年人的1.530倍。健康变化变量表现为显著正向影响，即健康状况变好的老年人自评健康为良好的可能性是健康状况变差老年人的13.104倍，健康状况变好的老年人自评健康为一般的可能性是健康状况变差老年人的3.071倍，健康状况没变的老年人自评健康为良好的可能性是健康状况变差老年人的

14.577 倍，健康状况没变的老年人自评健康为一般的可能性是健康状况变差老年人的 4.659 倍。这说明老年人健康状况越好，则其自评健康的可能性越高。吸烟变量表现为正向影响，即有吸烟习惯的老年人自评健康为良好的可能性是没有吸烟习惯老年人的 1.275 倍，说明有吸烟习惯的老年人更倾向于自我感觉良好。喝酒变量表现为显著正向影响，即有喝酒习惯的老年人自评健康为良好的可能性是没有喝酒习惯老年人的 2.230 倍，有喝酒习惯的老年人自评健康为一般的可能性是没有喝酒习惯老年人的 1.492 倍，说明有喝酒习惯的老年人更倾向于自我感觉良好。锻炼变量表现为显著正向影响，即有锻炼习惯的老年人自评健康为良好的可能性是没有锻炼习惯老年人的 1.621 倍，有锻炼习惯的老年人自评健康为一般的可能性是没有锻炼习惯老年人的 1.187 倍，说明有锻炼习惯的老年人更倾向于自我感觉良好。收入是否够用变量表现为显著正向影响，即收入够用的老年人自评健康为良好的可能性是收入不够用老年人的 2.465 倍，收入够用的老年人自评健康为一般的可能性是收入不够用老年人的 1.381 倍，说明收入够用老年人更倾向于自评健康。同样，生活水平变量也表现为显著正向影响，即生活较富裕的老年人自评健康为良好的可能性是生活较贫困老年人的 4.633 倍，生活较富裕的老年人自评健康为一般的可能性是生活较贫困老年人的 2.088 倍；生活一般的老年人自评健康为良好的可能性是生活较贫困老年人的 2.518 倍，生活一般的老年人自评健康为一般的可能性是生活较贫困老年人的 2.106 倍，同样说明生活水平越高的老年人越倾向于自我感觉良好。子女生活照料变量表现为正向影响，即有子女生活照料的老年人自评健康为良好的可能性是没有子女生活照料老年人的 1.274 倍，说明有子女生活照料的老年人更倾向于自评健康。子女情感支持变量表现为正向影响，即有子女情感支持的老年人自评健康为一般的可能性是没有子女情感支持老年人的 1.262 倍，说明有子女情感支持的老年人更容易自评健康。配偶情感支持变量表现为正向影响，即有配偶情感支持的老年人自评健康为良好的可能性是没有配偶情感支持老年人的 1.507 倍，说明有配偶情感支持的老年人更容易自评健康。子女经济支持变量表现为正向影响，即有子女经济支持的老年人自评健康为一般的可能性是没有子女经济支持老年人的 1.185 倍，说明有子女经济支持的老年人更容易自评健康。及时就医变量表现为显著正向影响，即能够及时就医的老年人自评健康为良好的可能性是不能够及时就医老年人的 1.560 倍，能够及时就医的老年人自评健康为一般的可能性是不能够及时就医老年人的 1.819 倍，说明能够及时就医的老年人自评健康的可能性更高。每年常规体检变量表现为显著正向影响，即每年常规体检的老年人自评健康为良好的可能性是每年不常规体检老年人的 1.335 倍，每年常规体检的老年人自评健康为一般的可能性是每年不常规体检老年人的 1.269 倍，说明每年常规体检的老年人自评健康的可能性更高。

表 2.3　2018 年我国老年人口健康自评状况的影响因素分析

变量（参照组）	健康良好			健康一般		
	B	显著性	Exp（B）	B	显著性	Exp（B）
年龄	0.012	0.008	1.012***	0.011	0.009	1.011***
男性（女性）	0.039	0.687	1.040	−0.019	0.832	0.981
城镇（乡村）	−0.019	0.817	0.981	0.077	0.324	1.081
与家人同住（养老机构）	0.353	0.129	1.423	0.164	0.459	1.179
独居（养老机构）	0.533	0.029	1.704**	0.425	0.068	1.530*
有教育经历（无）	0.088	0.356	1.092	0.144	0.112	1.154
有配偶（无配偶）	−0.249	0.116	0.780	0.051	0.730	1.053
健康状况变好（变差）	2.573	0.000	13.104***	1.122	0.000	3.071***
健康状况没变（变差）	2.679	0.000	14.577***	1.539	0.000	4.659***

续表

变量（参照组）	健康良好			健康一般		
	B	显著性	Exp（B）	B	显著性	Exp（B）
吸烟（不吸烟）	0.243	0.050	1.275*	0.024	0.842	1.024
喝酒（不喝酒）	0.802	0.000	2.230***	0.400	0.003	1.492***
锻炼（不锻炼）	0.483	0.000	1.621***	0.171	0.060	1.187*
家庭总收入	0.043	0.123	1.044	0.020	0.451	1.020
收入够用（否）	0.902	0.000	2.465***	0.323	0.002	1.381***
生活较富裕（较贫困）	1.533	0.000	4.633***	0.736	0.000	2.088***
生活一般（较贫困）	0.924	0.000	2.518***	0.745	0.000	2.106***
子女生活照料（无）	0.242	0.032	1.274**	0.110	0.307	1.116
子女情感支持（无）	0.266	0.022	1.304	0.233	0.035	1.262**
配偶情感支持（无）	0.410	0.008	1.507***	0.189	0.192	1.208
子女经济支持（无）	0.044	0.636	1.045	0.170	0.057	1.185**
给予子女经济支持（无）	0.109	0.216	1.115	0.049	0.561	1.050
能及时就医（不能）	0.445	0.047	1.560**	0.598	0.003	1.819***
每年常规体检（不参加）	0.289	0.001	1.335***	0.238	0.004	1.269***

注：***、**、*分别表示在1%、5%、10%的水平下显著。

综上所述，我国老年人自评健康状况的影响因素较多，且主要集中在个体特征、生活习惯特征、家庭特征和社会经济特征等方面，且随着时间的推移，家庭特征的重要程度不断提高。

第三章　家庭社会经济地位对老年人口健康状况的影响

第一节　数据来源、变量设置及模型设定

一　数据来源

本章数据来源于 2018 年中国老年健康影响因素跟踪调查（CLH-LS），这是由北京大学健康老龄与发展研究中心/国家发展研究院组织的老年人跟踪调查，样本来自全国 23 个省份，有效样本共计 15874 份，具有很好的代表性。其中，存活被访者问卷内容包括老年人的基本状况、社会经济状况以及各项健康状况等，涵盖了老年人的方方面面，满足本章研究的需要。本章选取年龄在 60 岁及以上的老年人为研究对象，在对变量值缺失或无效的样本进行删除后，得到 7599 份样本。

二　变量设置

被解释变量为老年人的健康状况，本章以虚弱指数作为老年人健康状况的衡量指标。虚弱指数即健康累积亏损指数，是指某一个体在所有测量健康的指标中出现健康亏损指标的比例，可以理解为健康亏损的一种积累。健康亏损可以通过躯体、功能、心理等方面进行衡量，

构造指标所使用的变量个数没有统一标准，通常在 30～70 个，取值在 0～1。① 借鉴前人研究成果，结合数据的可获得性和研究目的，本章选取 32 项测量健康状况的指标构建虚弱指数，涵盖自评健康状况（SH）、日常生活自理能力（ADL）、工具性日常生活自理能力（IADL）、抑郁量表（CES-D）和焦虑量表（SAS）。自评健康状况的赋值方式为："很好"，赋值为 0；"好"，赋值为 0.25；"一般"，赋值为 0.5；"不好"，赋值为 0.75；"很不好"，赋值为 1。日常生活自理能力由老年人在洗澡、穿衣、上厕所、室内活动、排便、吃饭共 6 个方面的问题来反映，对于每一方面，若"不需要他人帮助"，赋值为 0；若"部分需要他人帮助"，赋值为 0.5；若"完全需要他人帮助"，赋值为 1。工具性日常生活自理能力由老年人能否独自到邻居家串门、独自外出买东西、独自做饭、独自洗衣服、连续走二里路、提起大约 10 斤重的东西、连续蹲下站起三次、独自乘坐公共交通工具出行共 8 个方面的问题来反映，对于每一方面，若"能"，赋值为 0；若"有一定困难"，赋值为 0.5；若"不能"，赋值为 1。抑郁量表由老年人是否因小事而烦恼、做事很难集中精力、感到难过或压抑、做事很费劲、对未来的生活充满希望、感到紧张或害怕、与年轻时一样快活、觉得孤独、感到无法继续自己生活、我的睡眠质量不好共 10 个方面的问题来反映，对于其中 7 个反映消极情绪的问题，依据"从不 = 0、很少 = 0.25、有时 = 0.5、经常 = 0.75、总是 = 1"的方式进行赋值；对于其中 2 个反映积极情绪的问题（对未来的生活充满希望、与年轻时一样快活）和正向赋值的问题（我的睡眠质量不好）则进行反向赋值。焦虑量表由老年人感到不安/担心及烦躁、不能停止或无法控制担心、对各种各样的事情担忧过多、很紧张而且很难放松下来、非常焦躁以至无

---

① 曾宪新：《老年健康综合指标——虚弱指数研究进展》，《中国老年学杂志》2010 年第 21 期，第 3220～3223 页。

法静坐、变得容易烦恼或易被激怒、感到好像有可怕的事发生共 7 个方面的问题来反映，依照每一方面问题的发生频率进行赋值，若"没有"，赋值为 0；若"有几天"，赋值为 0.33；若"一半以上时间"，赋值为 0.67；若"几乎天天"，赋值为 1。最后将这 32 项指标的赋分进行加总并除以理论上的最高分 32，得到每个老年人的虚弱指数。

本章的核心解释变量是老年人的家庭社会经济地位，包含家庭总收入、老年夫妻的综合受教育年限和退休前综合职业等级共 3 个维度。家庭总收入是老年人全家去年全年的总收入，本章将其进行对数化处理。受教育年限的取值范围是 0~22 年，本章将受教育年限在 22 年以上的都处理为 22 年。对于退休前职业等级，本章将"专业技术人员/医生/教师、行政管理人员、军人"定义为高级从业者，赋值为 3；将"一般职员/服务人员/工人"定义为中级从业者，赋值为 2；其他选项定义为普通人员，赋值为 1。对于受教育年限和职业等级，以往的研究仅考虑老年人个人，而本章将老年人的配偶也纳入考量范围，在计算老年夫妻的综合受教育年限和退休前综合职业等级时，本章根据毕达哥拉斯定理（也称"勾股定理"），采用先平方和再开方的方法，其优势在于能够更加准确地捕捉到不同类型家庭地位的优劣。最后，本章运用熵权法将家庭总收入、老年夫妻的综合受教育年限和退休前综合职业等级综合成家庭社会经济地位指数。熵权法是目前客观赋权法的主要方法，旨在根据各评价指标之间的差异度来对其进行赋权，并构造一个综合指数。

控制变量包括性别、年龄、婚姻状况、城乡类型、居住方式、存活子女数、是否有退休金/养老金/养老保险、是否有医疗保险。本章同时加入年龄的二次项，将婚姻状况分为无配偶和有配偶，将城乡类型分为城镇和农村。居住方式包含独居、与家人同住、入住养老机构，本章将其生成 2 个虚拟变量：是否与家人同住、是否入住养老机构。退休金/养老金/养老保险中任有其一，则视为"有"。

中介变量为老年人的综合生活状况、休闲娱乐状况、医疗卫生状况。本章选取"收入是否够用""生活质量的好坏"2个二分类变量构建综合生活状况指标，收入够用而且生活质量好，综合生活状况为"好"，否则为"不好"。选取"现在是否经常锻炼身体""近两年是否外出旅游"2个二分类变量构建休闲娱乐状况指标，经常锻炼身体而且外出旅游过，休闲娱乐状况为"好"，否则为"不好"。选取"患重病能否及时到医院治疗""是否进行每年一次的常规体检"2个二分类变量构建医疗卫生状况指标，患重病能及时到医院治疗而且进行每年一次的常规体检，医疗卫生状况为"好"，否则为"不好"。其中，"生活质量"在问卷中原本是五分类变量，本章将其处理为二分类变量：把"很不好、不好、一般"合并为"不好"，把"好、很好"合并为"好"。"外出旅游"在问卷中是连续变量，本章也将其处理为二分类变量：把"0次"视为"否"，"1次及以上"视为"是"。

综上，本章变量定义及数据统计如表3.1所示。

表 3.1　变量定义与数据统计

变量名称	变量定义	均值	标准差
被解释变量			
健康状况	虚弱指数	0.211	0.144
核心解释变量			
家庭社会经济地位	家庭社会经济地位指数	0.189	0.197
控制变量			
性别	0=女，1=男	0.444	0.497
年龄	实际年龄	83.872	11.488
婚姻状况	0=无配偶，1=有配偶	0.405	0.491
城乡类型	0=农村，1=城镇	0.570	0.495
与家人同住	0=否，1=是	0.786	0.410
入住养老机构	0=否，1=是	0.036	0.186

变量名称	变量定义	均值	标准差
存活子女数	存活的子女数量	3.437	1.786
退休金/养老金/养老保险	0=没有，1=有	0.499	0.500
医疗保险	0=没有，1=有	0.862	0.345
中介变量			
综合生活状况	0=不好，1=好	0.652	0.476
休闲娱乐状况	0=不好，1=好	0.077	0.267
医疗卫生状况	0=不好，1=好	0.679	0.467

三 模型设定

1. 多元线性回归模型

本章以老年人的虚弱指数为被解释变量，以家庭社会经济地位指数为核心解释变量，加入各种控制变量，建立多元线性回归模型，分析家庭社会经济地位对老年人健康状况的影响。被解释变量与核心解释变量、控制变量的函数关系如下：

$$Y_i = \alpha + \beta_0 X_i + \sum \beta_j Z_{ij} \tag{3.1}$$

式（3.1）中，Y_i 是第 i 个老年人的虚弱指数，α 是常数项。X_i 是核心解释变量，表示第 i 个老年人的家庭社会经济地位指数，β_0 是其系数。Z_{ij} 是第 i 个老年人的第 j 个控制变量，β_j 是各控制变量的系数。

2. 分位数回归模型

由于老年人健康状况的高度异质性，相同家庭社会经济地位可能对不同虚弱状况的老年人产生不同影响，因此本章同时使用分位数回归模型，分析在不同分位数处家庭社会经济地位对虚弱指数的影响，以验证多元线性回归模型的结论是否仍被支持。

$$Q_{i\theta}(Y_i) = \alpha + \beta_{0\theta} X_i + \sum \beta_{j\theta} Z_{ij} \tag{3.2}$$

式（3.2）中，$Q_{i\theta}(Y_i)$ 表示在给定核心解释变量和控制变量的情况下，虚弱指数的条件分位数。其中，θ 表示分位数，本章依次选取 10%、25%、50%、75%、90%；其余变量和参数解释同上文的多元线性回归模型。

3. 中介效应分析

本章的中介变量为老年人的综合生活状况、休闲娱乐状况、医疗卫生状况，都是二分类变量。当中介变量是分类变量时，需要通过两步回归法计算置信区间的方式进行中介效应分析。中介效应检验程序如下：

$$M = aX + \varepsilon_2 \tag{3.3}$$

$$Y = c'X + bM + \varepsilon_3 \tag{3.4}$$

其中，Y 表示被解释变量，X 表示核心解释变量，M 表示中介变量。式（3.3）表示中介变量对核心解释变量的回归，采用了 Logistic 回归；式（3.4）表示被解释变量同时对核心解释变量和中介变量的回归，采用了线性回归。本章首先使用 Stata 软件得到 a、b 的回归系数估计值和稳健标准误；然后使用 Rmediation 软件包中的 Medci 命令进行系数乘积检验，得到中介效应的置信区间，若该置信区间不包含 0，则说明存在中介效应。

第二节　实证结果分析

一　家庭社会经济地位对老年人健康状况的影响

本章建立多元线性回归模型作为基准模型，分析家庭社会经济地位对老年人健康状况的影响。由表 3.2 中的模型 1 可知，老年人的家庭社会经济地位对虚弱指数在 1% 的水平下有显著的负向影响，家庭社会经济地位每增加 1 个单位，虚弱指数就降低 0.048 个单位。这说明老年人的家庭社会经济地位越高，其虚弱指数越低，也即健康状况越好。当老年人的家庭总收入较高时，他往往有着更好的生活条件，从而对健康状况产生正向效应；老年夫妻的综合受教育年限较长时，健康意识和健康素养也通常较高，从而有更加健康的生活习惯；老年夫妻的综合职业等级越高，相应的医疗和保健措施就越完善。家庭社会经济地位是对老年夫妻个人社会经济地位的综合反映，是老年夫妻在家庭合作模式下所处的社会阶层或地位。因此，当家庭社会经济地位越高时，健康亏损就越少，虚弱指数就越低，健康水平高的优势也就越大。

男性的健康状况要好于女性，这与男性在生理上和社会上的优势更加明显有关。老年人的健康状况随着年龄的增加先变好后变差，这是由于老年人年龄较低时因退休刚从工作岗位脱离，身心得到休息放松，而年龄较大时生理机能不断下降且健康更加脆弱。有配偶的老年人健康状况更好，配偶可以给予老年人更多的照料支持与情感支持，从而促进健康水平的提高。城镇老年人的健康状况不具优势，城镇虽有更好的医疗卫生条件，但老年人可能暴露于更多的健康风险因素之中，从而面临更加严峻的健康威胁。独居老年人的健康状况最好，可能与老年人的自我照料能力更强有关；入住养老机构的老年人健康状况最差，这是因为健康状况较差的老年人选择入住养老机构的可能性更高，目的是接受专业的照护服务。是否有退休金/养老金/养老保险对老年健康没有显著的影响。有医疗保险的老年人的健康状况更好，医疗保险有效降低了老年人因患病治疗而带来的经济风险，可以很好地保障老年人的健康。

本章同时建立分位数回归模型分析家庭社会经济地位对老年人健康状况的影响。表 3.2 中的模型 2 到模型 6 都显示，老年人的家庭社会经济地位对虚弱指数的影响在 1% 的水平下依然显著为负，只是这种影响在不同分位数处存在差异。在多元线性回归中，家庭社会经济地位对虚弱指数的影响系数为-0.048；在分位数回归中，10%、25%、50%分位数处的家庭社会经济地位的影响系数与多元线性回归中相差无几，只有75%、90%分位数处的影响系数的绝对值明显增大。

表 3.2　家庭社会经济地位对老年人健康状况影响的回归结果

变量	模型1	模型2	模型3	模型4	模型5	模型6
	OLS	10%	25%	50%	75%	90%
核心解释变量						
家庭社会经济地位	-0.048***	-0.047***	-0.044***	-0.043***	-0.062***	-0.065***
	(0.009)	(0.008)	(0.007)	(0.009)	(0.015)	(0.020)
控制变量						
性别（女）	-0.028***	-0.014***	-0.021***	-0.024***	-0.032***	-0.039***
	(0.003)	(0.003)	(0.002)	(0.003)	(0.004)	(0.006)
年龄	-0.010***	-0.012***	-0.018***	-0.020***	-0.011***	0.005
	(0.002)	(0.002)	(0.002)	(0.002)	(0.003)	(0.004)
年龄平方	0.000***	0.000***	0.000***	0.000***	0.000***	0.000
	(0.000)	(0.000)	(0.000)	(0.000)	(0.000)	(0.000)
婚姻状况（无配偶）	-0.014***	0.000	-0.009**	-0.015***	-0.021***	-0.021**
	(0.004)	(0.003)	(0.004)	(0.004)	(0.006)	(0.008)
城乡类型（农村）	0.007**	0.002	0.003	0.004	0.009**	0.015**
	(0.003)	(0.003)	(0.003)	(0.003)	(0.004)	(0.007)
与家人同住（否）	0.026***	0.010**	0.015***	0.023***	0.030***	0.038***
	(0.004)	(0.004)	(0.004)	(0.004)	(0.006)	(0.010)
入住养老机构（否）	0.106***	0.046***	0.059***	0.099***	0.148***	0.173***
	(0.010)	(0.012)	(0.009)	(0.017)	(0.015)	(0.023)
存活子女数	0.000	0.000	0.001	0.001	-0.001	0.001
	(0.001)	(0.001)	(0.001)	(0.001)	(0.002)	(0.002)
退休金/养老金/养老保险（没有）	0.000	0.000	-0.001	-0.003	-0.004	0.003
	(0.003)	(0.003)	(0.003)	(0.003)	(0.005)	(0.007)

变量	模型 1	模型 2	模型 3	模型 4	模型 5	模型 6
	OLS	10%	25%	50%	75%	90%
医疗保险 （没有）	−0.012*** （0.004）	−0.002 （0.004）	−0.006 （0.004）	−0.011** （0.004）	−0.013** （0.006）	−0.014 （0.010）
常数项	0.409*** （0.080）	0.463*** （0.078）	0.720*** （0.077）	0.779*** （0.083）	0.414*** （0.110）	−0.157 （0.171）
R^2/伪 R^2	0.316	0.091	0.140	0.209	0.238	0.208

注：①模型 1 中括号内为稳健标准误，度量拟合优度的统计量为 R^2；②模型 2 至模型 6 中括号内为 Bootstrap 标准误，抽样次数为 100 次，度量拟合优度的统计量为伪 R^2；③***、** 分别表示在 1%、5% 的水平下显著。

二 稳健性检验

本章将老年人的经济状况、老年夫妻的平均受教育年限和退休前平均职业等级利用熵权法综合成替换后的家庭社会经济地位指数，以此进行稳健性检验。表 3.3 中的各模型显示，替换后的家庭社会经济地位依然在 1% 的水平下对虚弱指数有显著的负向影响，说明上文得到的实证结果是可靠的。

表 3.3　替换核心解释变量后的回归结果

变量	模型 7	模型 8	模型 9	模型 10	模型 11	模型 12
	OLS	10%	25%	50%	75%	90%
替换后的家庭 社会经济地位	−0.070*** （0.011）	−0.060*** （0.010）	−0.059*** （0.009）	−0.061*** （0.011）	−0.089*** （0.014）	−0.095*** （0.022）
常数项	0.419*** （0.080）	0.499*** （0.081）	0.724*** （0.074）	0.765*** （0.074）	0.454*** （0.124）	−0.183 （0.172）
R^2/伪 R^2	0.317	0.091	0.141	0.210	0.239	0.209

注：①模型 7 中括号内为稳健标准误，度量拟合优度的统计量为 R^2；②模型 8 至模型 12 中括号内为 Bootstrap 标准误，抽样次数为 100 次，度量拟合优度的统计量为伪 R^2；③*** 表示在 1% 的水平下显著；④各模型中控制变量均已控制。

三　异质性分析

上文分析发现城乡类型和年龄都对老年人健康状况有显著影响。因此，本章接下来使用多元线性回归模型继续分析家庭社会经济地位对老年人健康状况影响的异质性，分别分析在不同城乡类型老年人和不同年龄段老年人中家庭社会经济地位对其健康状况的不同影响。

表 3.4 显示，城镇老年人和农村老年人的家庭社会经济地位对虚弱指数的影响系数分别为 -0.040、-0.094，且都在 1% 的水平下显著。受城乡二元结构的影响，城镇老年人的家庭社会经济地位较高（本章中城镇、农村老年人的平均家庭社会经济地位指数分别为 0.237、0.126），在健康生产函数的边际效用递减规律作用下，城镇老年人的家庭社会经济地位对虚弱指数的影响较小。换言之，当家庭社会经济地位变化相等大小的量时，其产生的效用变化量更大，对农村老年人健康状况的影响更大。

表 3.4　分城乡类型的多元线性回归结果

变量	模型 13		模型 14	
	城镇		农村	
	系数	稳健标准误	系数	稳健标准误
家庭社会经济地位	-0.040***	0.011	-0.094***	0.018
常数项	0.405***	0.107	0.449***	0.120
N	4333		3266	
F 值	206.690***		149.930***	
R^2	0.319		0.316	

注：①*** 表示在 1% 的水平下显著；②各模型中控制变量均已控制。

表 3.5 显示，60~79 岁（中低龄）老年人的家庭社会经济地位

对虚弱指数的影响均在 1% 的水平下显著为负，而 80 岁及以上（高龄）老年人的家庭社会经济地位对虚弱指数的影响不显著。当老年人步入高龄之后，身体机能发生非常明显的下降，并在对健康的影响中起着主导作用，于是家庭社会经济地位对健康状况的影响明显减小且不再显著。

表 3.5　分年龄的多元线性回归结果

变量	模型 15		模型 16		模型 17	
	60~69 岁		70~79 岁		80 岁及以上	
	系数	稳健标准误	系数	稳健标准误	系数	稳健标准误
家庭社会经济地位	-0.086***	0.018	-0.095***	0.014	-0.010	0.014
常数项	-4.812	3.236	-2.456	1.606	-0.908***	0.308
N	976		1977		4646	
F 值	10.020***		12.250***		135.530***	
R²	0.117		0.081		0.221	

注：①*** 表示在 1% 的水平下显著；②各模型中控制变量均已控制。

四　中介效应分析

家庭社会经济地位的高低，一般直接影响着老年人综合生活状况、休闲娱乐状况、医疗卫生状况的好坏。因此，本章选取综合生活状况、休闲娱乐状况、医疗卫生状况作为中介变量，分析它们在家庭社会经济地位对老年人健康状况影响中的中介作用。表 3.6 为将各中介变量加入多元线性回归模型后的结果，从与模型 1 的对比可以看出，模型 18 到模型 20 中的家庭社会经济地位的影响系数的绝对值都在变小且依然在 1% 的水平下显著，各中介变量的影响系数均为负且在 1% 的水平下显著，初步说明上述各项状况都有可能存在中介效应。

表 3.6 加入中介变量后的多元线性回归结果

变量	模型 18		模型 19		模型 20	
	系数	稳健标准误	系数	稳健标准误	系数	稳健标准误
家庭社会经济地位	-0.028***	0.009	-0.033***	0.009	-0.047***	0.009
综合生活状况	-0.071***	0.003				
休闲娱乐状况			-0.055***	0.004		
医疗卫生状况					-0.030***	0.003
常数项	0.390***	0.077	0.444***	0.079	0.388***	0.079
F 值	365.150***		325.360***		308.540***	
R²	0.369		0.326		0.325	

注：①*** 表示在 1% 的水平下显著；②各模型中控制变量均已控制。

本章进一步以两步回归法计算置信区间的方式对中介效应进行检验。表 3.7 的结果显示，综合生活状况、休闲娱乐状况的中介效应估计值的 95% 置信区间不包含 0，说明存在中介效应；医疗卫生状况的中介效应估计值的 95% 置信区间包含 0，说明不存在中介效应。老年人的家庭社会经济地位越高，一方面，其生活来源往往越丰富，生活质量通常越高，综合生活状况因而越好，会更加注重对健康的直接投资；另一方面，其健康意识也往往越高，越有可能通过锻炼身体以增强身体的抵抗力，通过参加各种休闲娱乐活动放松心情，因此综合生活状况和休闲娱乐状况在家庭社会经济地位对老年人健康状况的影响中存在中介效应。随着我国医疗保险覆盖面的扩大和常规体检的例行开展，越来越多的老年人在患病时能够及时住院治疗，也能参加每年的常规体检，基本公共卫生服务更加均等化。家庭社会经济地位对老年人患病时能否及时住院治疗和每年是否接受常规体检的影响显著减小，因此医疗卫生状况在家庭社会经济地位对老年人健康状况的影响中不存在中介效应。

表 3.7　中介效应估计结果

中介变量	中介效应估计值	标准误	95%置信区间	是否存在中介效应
综合生活状况	−0.037	0.013	[−0.060, −0.017]	是
休闲娱乐状况	−0.093	0.027	[−0.138, −0.050]	是
医疗卫生状况	−0.007	0.008	[−0.021, 0.006]	否

注：R 软件中设置 rho＝0，alpha＝0.1，type＝"prodclin"。

第四章　劳动参与对老年人口
健康状况的影响

第一节　数据来源、变量设置及模型设定

一　数据来源

本章采用 2018 年中国健康与养老追踪调查（CHARLS）进行分析，主要研究 60 岁及以上老年群体劳动参与对其健康状况的影响。本章之所以选择 CHARLS 数据，是因为 CHARLS 数据为老年健康状况提供了多种代理变量，有利于提高实证结果的可信度。而且，CHARLS 数据提供的个体特征十分全面，包括样本的个体特征、家庭特征、社会特征等内容，为本章实证研究提供了充足的控制变量。

为保持样本观测数的一致性，本章剔除有缺失值的样本，制作了两个样本集，分别用于被解释变量身体健康状况（*PH*）和心理健康状况（*MH*）的实证研究。

二　变量设置

1. 被解释变量

本章从身体、心理这两个维度来考察老年人的健康状况（*HO*）。

本章采用日常生活自理能力（ADL）量表评价老年人的身体健康状况。该指标根据问题"请问您是否因为健康和记忆的原因，自己穿衣服、洗澡、吃饭、起下床、上厕所和控制大小便有困难？"。如果回答"没有困难"，得分为0；如果回答"有困难但仍可以完成"，得分为1；如果回答"有困难，需要帮助"，得分为2；如果回答"无法完成"，得分为3。最后将6道题的得分加总，得到身体健康状况的数值。身体健康状况取值范围为0~18。取值越小，则身体健康状况越好；反之，则越差。

本章采用抑郁量表（CES-D）衡量老年人的心理健康状况。该指标根据调查前一周是否存在以下感觉及行为来衡量："我因一些小事而烦恼""我在做事时很难集中精力""我感到情绪低落""我觉得做任何事都很费劲""我对未来充满希望""我感到害怕""我的睡眠不好""我很愉快""我感到孤独""我觉得我无法继续我的生活"。如果回答"很少或者根本没有"，得分为0；如果回答"不太多"，得分为1；如果回答"有时或者说有一半的时间"，得分为2；如果回答"大多数的时间"，得分为3。其中"我对未来充满希望"和"我很愉快"两个问题评分方式相反。最后将这10项得分相加得到总分。心理健康状况取值范围为0~30。取值越小，则心理健康状况越好；反之，则越差。

2. 核心解释变量

本章选择劳动参与（LP）作为核心解释变量，选取三个问题作为判断个体是否有劳动参与行为的依据，即"过去一年，您有没有为自家干过农活、从事农业活动，并且至少10天？""过去一年，您有没有为其他农户或雇主干农活，并且至少10天？""除去与务农有关的工作，上周您有没有工作至少一个小时？"，并将劳动参与（LP）设为二分类变量，若三个问题的回答中至少有一个为"是"，即视为"有劳动参与"，否则视为"没有劳动参与"。

3. 调节变量

本章选取照顾孙子女情况、个体参与社交活动种类的数量作为调节变量，探究其在劳动参与对老年人口健康的影响中的作用。根据问题"过去一年，您或您的配偶是否花时间照看了您的孙子女以及外孙子女？"，判定其"不照顾孙子女"或"照顾孙子女"。根据问题"您过去一个月是否进行了下列社交活动？"［答案选项"串门、跟朋友交往""打麻将、下棋、打牌、去社区活动室""向不住在一起的亲人、朋友或者邻居提供帮助""跳舞、健身、练气功等""参加社团组织活动""参加志愿者活动或者慈善活动""照顾不住在一起的病人或残疾人""上学或者参加培训课程""炒股（基金及其他金融证券）""上网""其他社交活动"］来确定个体过去一个月参与社交活动种类的数量。

4. 控制变量

本章共选取了 8 个控制变量，并分为个人层面、家庭层面和社会层面三组进行说明。

在个人层面，本章选取了性别、年龄、婚姻状况、教育程度和居住地类型作为个人层面的控制变量。当受访者的婚姻状态为"已婚且与配偶一同居住"或"已婚，但因为工作等原因暂时没有跟配偶在一起居住"时，判定受访者为"在婚"；当受访者的婚姻状态为"分居（不再作为配偶共同生活）""离异""丧偶""从未结婚"，则判定受访者为"不在婚"。教育程度为四分类变量，分为小学及以下、初中、高中或中专、大专及以上。

在家庭层面，本章选取了家庭人口数量作为家庭层面的控制变量。根据数据来源中的家庭信息获取家庭人口数量的具体数值。

在社会层面，本章选取了社区保障、医疗保险作为社会层面的控制变量。其中，社区保障是连续变量，取值范围为 0~8，被定义为享受居家和社区养老服务的数量，根据问题"您过去一个月是否享受了以下居家和社区养老服务?"（答案选项"日间照料中心、托老所、老年餐桌等养老服务中心""定期体检""上门巡诊""家庭病床""社区护理""健康管理""娱乐活动""其他"）来确定个体过去一个月享受社会保障服务的数量。医疗保险为二分类变量，根据问题"您本人目前是否参加了医疗保险?"来确定医疗保险的值。

5. 工具变量

本章共选取了 2 个工具变量，分别为低保户（MLG）和健康行为（HB），均为二分类变量。

本章变量的数据统计如表 4.1 所示。

表 4.1　变量的数据统计

变量	身体健康（PH）组（N=3250）				心理健康（MH）组（N=4129）			
	平均值	标准差	最小值	最大值	平均值	标准差	最小值	最大值
健康状况	0.922	1.907	0	15	10.265	7.537	0	30
劳动参与	0.472	0.499	0	1	0.506	0.500	0	1
照顾孙子女情况	0.362	0.481	0	1	0.381	0.486	0	1
社交活动	0.668	0.902	0	8	0.726	0.969	0	8
性别	0.494	0.500	0	1	0.492	0.500	0	1
年龄	71.243	7.895	60	122	71.274	7.886	60	122
婚姻状况	0.812	0.391	0	1	0.810	0.392	0	1
教育程度（初中）	0.133	0.339	0	1	0.155	0.362	0	1
教育程度（高中或中专）	0.066	0.249	0	1	0.083	0.275	0	1
教育程度（大专及以上）	0.011	0.106	0	1	0.015	0.120	0	1
居住地类型	0.189	0.391	0	1	0.189	0.392	0	1
家庭人口数量	0.866	1.438	0	11	0.851	1.409	0	11
社区保障	0.263	0.581	0	7	0.274	0.598	0	7
医疗保险	0.960	0.195	0	1	0.966	0.182	0	1

三　模型设定

1. 基准回归模型

本章选择的老年人口健康状况（HO）代理变量有身体健康状况（PH）、心理健康状况（MH），因此本章采取线性回归法，具体模型设定如下：

$$HO_i = \alpha_1 + \beta_1 LP_i + c_1 X_i + \varepsilon_1 \tag{4.1}$$

其中，HO_i 代表老年人口健康状况，LP_i 为第 i 个个体的劳动参与情况，X_i 为控制变量。

2. 联立方程模型

根据以往研究结论，劳动参与情况会对老年人口健康状况产生影响，与此同时，老年人的健康状况也会对其劳动参与情况产生影响，所以本章认为，老年人口健康状况与劳动参与互为因果关系，并采取联立方程法解决这一问题，具体模型设定如下：

$$HO_i = \alpha_{21} + \beta_{21} LP_i + c_{21} X_i + w_{21} MLG_i + \varepsilon_{21} \tag{4.2}$$

$$LP_i = \alpha_{22} + w_{22} MLG_i + c_{22} X_i + \varepsilon_{22} \tag{4.3}$$

$$HO_i = \alpha_{23} + \beta_{23} LP_i + c_{23} X_i + w_{23} HB_i + \varepsilon_{23} \tag{4.4}$$

$$LP_i = \alpha_{24} + w_{24} HB_i + c_{24} X_i + \varepsilon_{24} \tag{4.5}$$

在式（4.2）中，工具变量为低保户（MLG）；在式（4.4）中，工具变量为健康行为（HB）。

3. 调节效应模型

本章采用照顾孙子女情况（TCG）、社交活动（SC）作为调节变量，探究其如何影响劳动参与（LP）和老年人口健康状况（HO）之间的关系。具体模型设定如下：

$$HO_i = \alpha_{31} + \beta_{31} LP_i + \beta_{32} LP_i \times TCG_i + \beta_{33} TCG_i + c_{31} X_i + \varepsilon_{31} \tag{4.6}$$

$$HO_i = \alpha_{32} + \beta_{34}LP_i + \beta_{35}LP_i \times SC_i + \beta_{36}SC_i + c_{32}X_i + \varepsilon_{32} \qquad (4.7)$$

其中，HO_i 为第 i 个个体的健康状况，其代理变量分别为身体健康状况（BH_i）、心理健康状况（MH_i）；TCG_i 为第 i 个个体照顾孙子女的情况；SC_i 为第 i 个个体参与社交活动的情况。

第二节 实证结果分析

一 不同劳动参与状况下老年人的健康状况

本章统计了不同劳动参与状况下老年人的健康状况，由表 4.2 中的数据可知，在身体健康状况组，有劳动参与行为的老年人为 1535 人，没有劳动参与行为的老年人为 1715 人；在心理健康状况组，有劳动参与行为的老年人为 2089 人，没有劳动参与行为的老年人为 2040 人，说明有劳动参与行为和无劳动参与行为的老年人数量相近。有劳动参与行为的老年人身体健康状况的平均值为 0.587，心理健康状况的平均值为 9.930；而没有劳动参与行为的老年人身体健康状况的平均值为 1.222，心理健康状况的平均值为 10.608，可知有劳动参与行为的老年人身体健康状况和心理健康状况更好。

表 4.2 不同劳动参与状况下老年人的健康状况

劳动参与状况	健康类型			
	身体健康状况		心理健康状况	
	平均值	样本数	平均值	样本数
有劳动参与	0.587	1535	9.930	2089
无劳动参与	1.222	1715	10.608	2040

二 劳动参与对老年人健康的影响

本章分别使用身体健康状况（PH）、心理健康状况（MH）作为老年人健康状况的代理变量，对式（4.1）进行估计，得到如表4.3所示的回归结果。

表4.3 劳动参与对老年人健康影响的回归结果

变量	（1）	（2）
	身体健康状况	心理健康状况
劳动参与（不参与）	-0.670***	-0.101***
	(0.065)	(0.023)
性别（女）	0.025	-0.483**
	(0.663)	(0.231)
年龄	-0.579	0.207
	(0.427)	(0.154)
婚姻状况（不在婚）	0.216	0.731**
	(0.860)	(0.312)
初中（小学及以下）	-0.290***	-0.327***
	(0.093)	(0.028)
高中或中专（小学及以下）	-0.605***	-0.464***
	(0.100)	(0.036)
大专及以上（小学及以下）	-0.981***	-0.599***
	(0.128)	(0.069)
居住地类型（农村）	-0.110	0.678**
	(0.076)	(0.294)
家庭人口数量	0.127	-0.125
	(0.220)	(0.079)
社区保障	-0.468	-0.778***
	(0.612)	(0.181)
医疗保险（未参加医疗保险）	-0.513**	-0.128*
	(0.224)	(0.066)
观测值	3250	4129
R^2	0.043	0.065

注：①括号内为稳健标准误；②***、**、*分别表示在1%、5%、10%的水平下显著。

由表 4.3 的回归结果可知，老年人的劳动参与（*LP*）与其身体健康状况（*PH*）和心理健康状况（*MH*）呈显著负相关，系数分别为 -0.670 和 -0.101，可知有劳动参与行为的老年个体，其身体健康状况、心理健康状况更好。本章认为，劳动参与可以适当锻炼身体、放松心情，从而改善身心健康状况。

在个人层面的控制变量中，男性的心理健康状况更好，系数为 -0.483。在婚的个体心理健康状况会更差，系数为 0.731，这是因为大部分夫妻的感情会被时间冲淡，而且生活中的琐碎小事、儿女问题都会影响到夫妻间的感情，相对于在婚的老年人，处于非在婚状态的个体在生活上的自由度会更高，没有了束缚和困扰，因此心情会更加放松。教育程度高的个体，其健康状态更好，其系数分别为 -0.290、-0.605、-0.981（身体健康状况）和 -0.327、-0.464、-0.599（心理健康状况），教育程度高的个体更注重身体的保养，会通过多种渠道获得健康知识，而且相较于教育程度低的老年人，教育程度高的个体有阅读习惯，这会帮助他们养成积极的生活态度，从而改善心理健康状况。居住地类型为城镇的个体，其心理健康状况更差，系数为 0.678，这是因为相较于农村，城镇的生活压力大，因此个体的心理健康状况更差。

在社会层面的控制变量中，社区保障更全面的老年人心理健康状况会更好，其系数为 -0.778。这是因为，居家和社区养老服务健全会给老年人内心极大的安全感，他们会认为自己一旦生了病，会有社区服务保障自己的身体健康。参加医疗保险的个体，其身体健康状况和心理健康状况会更好，其系数分别为 -0.513 和 -0.128。这是因为当老年人生病时，医疗保险会在一定程度上减轻老年人的经济压力，所以老年人不必过于担心因生病而给家庭带来沉重的经济负担，心理负担也会小一些，而心理健康状况与身体健康状况相互影响，故而也会改善身体健康状况。

三 联立方程回归分析

由前文表4.3的回归结果可知，老年人劳动参与和身体健康状况、心理健康状况呈显著负相关，由于将劳动参与（LP）设为解释变量，将老年人口健康状况（HO）设为被解释变量，故而发现劳动参与会改善老年人的身体健康状况、心理健康状况。但是，根据以往研究结论，老年人的健康状况也会对其劳动参与情况产生影响，所以本章认为，老年人口健康状况与劳动参与互为因果关系，本章采取联立方程模型来解释这一问题。联立方程回归结果如表4.4所示。

表 4.4 联立方程回归结果

变量	（3）	（4）
	身体健康状况	心理健康状况
劳动参与	−0.664***	−0.967***
	（0.066）	（0.227）
控制变量	Yes	Yes
低保户	−0.590***	0.345***
	（0.105）	（0.385）
观测值	3250	4129
R^2	0.052	0.082
变量	（5）	（6）
	劳动参与	劳动参与
身体/心理健康状况	−0.437***	−0.348***
	（0.045）	（0.105）
控制变量	Yes	Yes
健康行为	0.153***	0.167***
	（0.019）	（0.017）
观测值	3250	4129
R^2	0.067	0.044

注：①括号内为稳健标准误；②***表示在1%的水平下显著。

联立方程模型考虑了劳动参与（*LP*）和老年人健康状况（*HO*）之间存在的互为因果关系，并将二者有效分离，得到劳动参与对老年人健康状况和老年人健康状况对劳动参与的单向影响。

由表 4.4 联立方程回归结果可知，劳动参与对身体健康状况的影响系数为 -0.664，身体健康状况对劳动参与的影响系数为 -0.437，劳动参与对心理健康状况的影响系数为 -0.967，心理健康状况对劳动参与的影响系数为 -0.348，可知劳动参与和老年人身体健康状况与心理健康状况间确实存在互为因果的关系。这是因为劳动参与可以通过适当的活动改善老年人的健康状况，而健康的老年人也会积极地参与劳动。

四　调节效应结果分析

本章使用身体健康状况（*PH*）、心理健康状况（*MH*）作为老年人健康状况（*HO*）的代理变量，选取照顾孙子女情况（*TCG*）、社交活动（*SC*）作为调节变量，对式（4.6）、式（4.7）进行估计，检验照顾孙子女情况（*TCG*）和社交活动（*SC*）是否会影响劳动参与（*LP*）和老年人健康状况（*HO*）之间的关系，估计结果如表 4.5 和表 4.6 所示。

表 4.5　调节效应的回归结果（调节变量为照顾孙子女情况）

变量	(7)	(8)
	身体健康状况	心理健康状况
劳动参与	-0.809 *** (0.087)	-0.954 *** (0.298)
劳动参与×照顾孙子女情况	0.438 *** (0.123)	0.034 (0.463)
照顾孙子女情况	-0.532 *** (0.105)	-0.101 *** (0.035)

续表

变量	（7）	（8）
	身体健康状况	心理健康状况
控制变量	Yes	Yes
观测值	3250	4129
R^2	0.052	0.068

注：①括号内为稳健标准误；②***表示在1%的水平下显著。

表 4.6　调节效应的回归结果（调节变量为社交活动）

变量	（9）	（10）
	身体健康状况	心理健康状况
劳动参与	−0.858***	−0.141***
	（0.086）	（0.290）
劳动参与×社交活动	0.278***	0.484**
	（0.055）	（0.207）
社交活动	−0.313***	−0.105***
	（0.047）	（0.015）
控制变量	Yes	Yes
观测值	3250	4129
R^2	0.055	0.076

注：①括号内为稳健标准误；②***、**分别表示在1%、5%的水平下显著。

由表4.5可知，照顾孙子女在老年人劳动参与对身体健康状况的影响中起到负向调节作用，劳动参与系数为−0.809，交乘项系数为0.438；照顾孙子女在老年人劳动参与对心理健康状况的影响中没有显著调节作用。由表4.6可知，参加社交活动在老年人劳动参与对身体健康状况和心理健康状况的影响中均起到负向调节作用，劳动参与系数分别为−0.858、−0.141，交乘项系数分别为0.278、0.484。本章认为，这是因为社交活动、照顾孙子女和劳动参与均会给个体健康带来正向的效用，照顾孙子女和劳动参与之间、社交活动和劳动参与之间在时间上存在排他性。

五 异质性分析

本部分将根据受访老年人性别和居住地类型的不同进行异质性分析。

首先，根据老年人的性别不同，将样本分为女性老年人和男性老年人，对式（4.1）进行估计，估计结果如表 4.7 所示。

表 4.7　性别对老年人健康状况影响的差异

性别	变量	（11）	（12）
		身体健康状况	心理健康状况
女性	劳动参与	−0.606 *** （0.094）	−0.671 ** （0.326）
	控制变量	Yes	Yes
	观测值	1643	2099
	R^2	0.036	0.071
男性	劳动参与	−0.737 *** （0.092）	−0.136 *** （0.033）
	控制变量	Yes	Yes
	观测值	1607	2030
	R^2	0.054	0.060

注：①括号内为稳健标准误；②*** 、** 分别表示在 1%、5% 的水平下显著。

由表 4.7 可知，无论男女，劳动参与都对样本中老年个体的身体健康状况、心理健康状况产生了积极的影响，但是影响的程度会有细微的差别。总体而言，对于有劳动参与行为的女性老年人而言，劳动参与对其身体健康状况的影响系数为−0.606；对于有劳动参与行为的男性老年人而言，劳动参与对其身体健康状况的影响系数为−0.737，可见劳动参与对男性老年人身体健康状况的影响更大。对

于有劳动参与行为的女性老年人而言，劳动参与对其心理健康状况
的影响系数为 -0.671；对于有劳动参与行为的男性老年人而言，劳
动参与对其心理健康状况的影响系数为 -0.136，可见劳动参与对女
性老年人心理健康状况的影响更大。

　　然后，根据老年人居住地类型的不同，将样本分为城镇老年人
和农村老年人，对式（4.1）进行估计，估计结果如表 4.8 所示。

表 4.8　居住地类型对老年人健康状况影响的差异

居住地类型	变量	（13）	（14）
		身体健康状况	心理健康状况
城镇	劳动参与	-0.431*** （0.143）	-0.104* （0.055）
	控制变量	Yes	Yes
	观测值	613	782
	R^2	0.031	0.052
农村	劳动参与	-0.724*** （0.073）	-0.100*** （0.025）
	控制变量	Yes	Yes
	观测值	2637	3347
	R^2	0.046	0.066

注：①括号内为稳健标准误；②***、*分别表示在 1%、10% 的水平下显著。

　　由表 4.8 可知，无论是居住在农村还是城镇，劳动参与都对老
年个体的身体健康状况、心理健康状况产生了积极的影响，但是影
响的程度会有细微的差别。总体而言，对于有劳动参与行为且居住
在城镇的老年人而言，劳动参与对其身体健康状况的影响系数为
-0.431；对于有劳动参与行为且居住在农村的老年人而言，劳动参
与对其身体健康状况的影响系数为 -0.724，可见劳动参与对居住在
农村的老年人身体健康状况影响更大。对于有劳动参与行为且居住

在城镇的老年人而言，劳动参与对其心理健康状况的影响系数为
-0.104；对于有劳动参与行为且居住在农村的老年人而言，劳动参
与对其心理健康状况的影响系数为-0.100，可见劳动参与对城乡老
年人的心理健康状况影响程度相差不大。

第五章　社区养老服务对老年人口健康状况的影响

第一节　数据来源、变量设置及模型设定

一　数据来源

本章所使用的数据来源于北京大学健康老龄与发展研究中心的2018年中国老年健康影响因素跟踪调查（CLHLS）数据。结合本章研究需要，在去掉数据缺失值、无效值、60周岁以下调查样本和居住在养老机构中的调查样本后，最后得到有效样本7134份。

二　变量设置

本章的因变量为老年人虚弱指数。目前虚弱指数的构建没有硬性的指标数量限制，在已有研究中构建虚弱指数所用指标的个数通常为30~70个，并且虚弱指数不受指标数量的影响，具有较强的稳健性。结合已有研究成果和所用数据的实际情况，本章选取了33个相关测量指标来构建虚弱指数，包括自评健康状况、日常生活自理能力、工具性日常生活自理能力、抑郁量表、焦虑量表、过去两年患重病次数。在自评健康状况中，"很好"赋值为0，"好"赋值为0.25，"一般"赋值为0.5，"不好"赋值为0.75，"很不好"赋值

为1。日常生活自理能力包括洗澡、穿衣、上厕所、室内活动、控制大小便、吃饭共6项。对于每一个方面，"不需要任何帮助"赋值为0，"部分需要帮助"赋值为0.5，"完全需要帮助"赋值为1。工具性日常生活自理能力包括能否独自到邻居家串门、能否独自外出买东西、能否独自做饭、能否独自洗衣服、能否连续走二里路、能否提起10斤重的东西、能否连续下蹲3次、能否独自乘坐公共交通工具共8个问题。对于每一个方面，"能够完成"赋值为0，"有一定困难"赋值为0.5，"不能够完成"赋值为1。抑郁量表包括因小事而烦恼、做事很难集中精力、感到难过或压抑、做事很费劲、对未来的生活充满希望、感到紧张或害怕、与年轻时一样快活、觉得孤独、感到无法继续自己的生活、我的睡眠质量不好共10个问题。将正向指标问题反向处理后，将每一指标问题中的"从不"赋值为0，"很少"赋值为0.25，"有时"赋值为0.5，"经常"赋值为0.75，"总是"赋值为1。焦虑量表包括感到不安/担心及烦躁、不能停止或无法控制担心、对各种各样的事情担忧过多、很紧张而且很难放松下来、非常焦躁以至无法静坐、变得容易烦恼或易被激怒、感到好像有可怕的事会发生共7个问题。将每一指标问题中的"没有"赋值为0，"有几天"赋值为0.33，"一半以上时间"赋值为0.67，"几乎天天"赋值为1。在过去两年患重病次数中，"没有"赋值为0，"有1次"赋值为1，"2次及以上"赋值为2。最后将上述33个衡量指标的得分加总并除以理论上最高分34分，所得的结果即为每位老年人的虚弱指数得分，其取值范围是0~1。

本章的核心自变量为社区养老服务。CLHLS 2018年数据中关于社区养老服务的问题包括起居照料、上门看病及送药、精神慰藉及聊天解闷、日常购物、组织社会和娱乐活动、提供法律援助、提供保健知识、处理家庭邻里纠纷。本章首先通过量表信度检验，得出构建社区养老服务的8个指标内部一致性信度系数为0.807，符合可靠性检验要求。其次利用熵权法对 8 个指标进行赋权加总，得到社区养老服务变量，并且得分越高表示社区养老服务水平越高。

为了更加真实地得出社区养老服务对我国老年人虚弱指数的影响方向和程度，本章基于已有研究经验和所用数据实际情况，共选出个体特征变量、家庭特征变量和社会经济特征变量共三类控制变量。其中，个体特征变量包括性别变量、年龄变量、户口变量、居住地变量、民族变量、是否有锻炼习惯变量和是否与家人同住变量共 7 个变量；家庭特征变量包括家庭收入水平变量、有无子女经济支持变量、有无子女精神慰藉变量、有无子女生活照料变量和子女数量变量共 5 个变量；社会经济特征变量包括受教育经历变量、60岁前职业类型变量、目前婚姻状态变量、有无生活保障变量、有无医疗保障变量、有无退休金变量和有无养老金变量共 7 个变量。本章对所有控制变量均进行有效性处理，最终处理及赋值结果如表 5.1所示。

表 5.1 变量描述性统计

变量名称	变量赋值	最小值	最大值	均值	标准差
因变量					
老年人虚弱指数	分数越高，虚弱指数越高	0	0.936	0.197	0.134
自变量					
社区养老服务	分数越高，服务质量越高	0	1	0.199	0.251
控制变量					
个体特征					
性别	0＝女性；1＝男性	0	1	0.461	0.499
年龄	实际年龄（岁）	60	117	82.743	11.414
户口	0＝农业；1＝非农业	0	1	0.307	0.461
居住地	0＝农村；1＝城镇	0	1	0.584	0.493
民族	0＝少数民族；1＝汉族	0	1	0.948	0.222

变量名称	变量赋值	最小值	最大值	均值	标准差
是否有锻炼习惯	0＝没有；1＝有	0	1	0.349	0.477
是否与家人同住	0＝否；1＝是	0	1	0.833	0.373
家庭特征					
家庭收入水平	对数化处理，连续变量	0	11.513	10.028	1.684
有无子女经济支持	0＝没有；1＝有	0	1	0.412	0.492
有无子女精神慰藉	0＝没有；1＝有	0	1	0.443	0.497
有无子女生活照料	0＝没有；1＝有	0	1	0.631	0.482
子女数量	实际数量，连续变量	0	13	3.831	1.975
社会经济特征					
受教育经历	0＝没有；1＝有	0	1	0.573	0.495
60 岁前职业类型	0＝体制外；1＝体制内	0	1	0.152	0.359
目前婚姻状态	0＝没有配偶；1＝有配偶	0	1	0.498	0.500
有无生活保障	0＝没有；1＝有	0	1	0.875	0.331
有无医疗保障	0＝没有；1＝有	0	1	0.977	0.149
有无退休金	0＝没有；1＝有	0	1	0.270	0.444
有无养老金	0＝没有；1＝有	0	1	0.291	0.454

三 模型设定

1. 构建核心自变量

本章通过熵权法构建核心自变量社区养老服务。首先，对原始数据进行标准化处理：

$$X'_{ij} = \frac{X_{ij} - \min(X_{ij})}{\max(X_{ij}) - \min(X_{ij})} \tag{5.1}$$

其中，X_{ij} 是指 CLHLS 2018 年数据中每个调查对象与社区养老服务相关的 8 个指标赋值。$i = 1, 2, 3, \cdots, 7134$；$j = 1, 2, 3, \cdots, 8$。

然后，运用熵权法确定指标权重。第一步，计算第 j 个指标下第

i 个调查对象的评价指标的比重 P_{ij}：

$$P_{ij} = \frac{X'_{ij}}{\sum_{i=1}^{7134} X'_{ij}} \qquad (5.2)$$

第二步，计算第 j 个评价指标的熵值 E_j：

$$E_j = -\frac{1}{\ln 7134} \sum_{i=1}^{7134} P_{ij} \ln(P_{ij}) \qquad (5.3)$$

第三步，计算第 j 个评价指标的权重 ω_j：

$$\omega_j = \frac{1 - E_j}{\sum_{j=1}^{8}(1 - E_j)} \qquad (5.4)$$

最后，计算第 i 个调查对象的社区养老服务变量得分 $Score_i$：

$$Score_i = \sum_{j=1}^{8} \omega_j X'_{ij} \qquad (5.5)$$

2. 基准模型

由于因变量老年人虚弱指数为连续变量，故构建多元线性回归模型，具体公式如下：

$$Y = \beta_0 + \beta_1 X_1 + \sum \beta_k X_k + \varepsilon \qquad (5.6)$$

其中，Y 为老年人虚弱指数，X_1 为社区养老服务，X_k 为包含个体特征、家庭特征和社会经济特征的控制变量，β_0 为截距，β_1 为社区养老服务的回归系数，β_k 为各控制变量的回归系数，ε 为残差项。

3. 进一步分析模型

如果因变量的条件分布不是对称分布，则核心自变量对因变量的条件期望很难反映条件分布的全部信息，故本章构建分位数回归模型，具体公式如下：

$$Y = \beta_0^{(q)} + \beta_1^{(q)} X_1 + \sum \beta_k^{(q)} X_k + \varepsilon^{(q)} \qquad (5.7)$$

其中，q 表示老年人虚弱指数小于第 q 分位数的比例，且 $0<$
$q<1$。

为了深入研究社区养老服务对老年人虚弱指数影响的系数估计
值是否稳定，本章构建了门槛回归模型，具体公式如下：

单一门槛回归模型：

$$Y = \beta_0 + \beta_1 I(\kappa \le \lambda) + \beta_2 I(\kappa > \lambda) + \sum \beta_k X_k + \varepsilon \qquad (5.8)$$

双重门槛回归模型：

$$Y = \beta_0 + \beta_1 I(\kappa \le \lambda_1) + \beta_2 I(\lambda_1 < \kappa \le \lambda_2) + \beta_3 I(\kappa > \lambda_2) + \sum \beta_k X_k + \varepsilon \quad (5.9)$$

三重门槛回归模型：

$$Y = \beta_0 + \beta_1 I(\kappa \le \lambda_1) + \beta_2 I(\lambda_1 < \kappa \le \lambda_2) + \beta_3 I(\lambda_2 < \kappa \le \lambda_3) +$$
$$\beta_4 I(\kappa > \lambda_3) + \sum \beta_k X_k + \varepsilon \qquad (5.10)$$

其中，κ 表示门槛变量，本章的门槛变量为老年人实际年龄；
β_1、β_2、β_3、β_4 分别表示不同年龄区间内的社区养老服务的回归系
数；λ、λ_1、λ_2、λ_3 均表示门槛值；X_k 表示除门槛变量之外的所有控制
变量；$I(\cdot)$ 表示示性函数。

第二节　实证结果分析

一　社区养老服务对老年人虚弱指数的影响分析

如表5.1所示，老年人虚弱指数得分均值为 0.197 分（最低分为 0
分，最高分为 0.936 分），中位数为 0.162 分，可知老年人的虚弱指数
得分偏低，即老年人健康状况良好。社区养老服务得分均值为 0.199
分（最低分为 0 分，最高分为 1 分），中位数为 0.089 分，可知老年人
所在社区提供的养老服务水平偏低，且有待提高。

　　由于本章因变量老年人虚弱指数为连续变量，所以利用多元线性回归进行基准模型分析。在进行多元线性回归分析之前，首先对已构建模型进行怀特检验以查看模型内部异方差存在情况。经检验，P 值为 0.000，说明本章已构建模型内部存在异方差问题。对此，本章最终采用"OLS+稳健标准误"的方法进行基准模型分析，该方法能够有效解决基准模型中存在的异方差问题。

　　其次需要检验本章所选自变量之间是否存在多重共线性问题。一般而言，如果方差膨胀因子（VIF）大于 3，即说明所选自变量存在多重共线性，也即存在某一自变量可以由其他自变量线性表示的情况。经检验，本章所有自变量的方差膨胀因子均小于 3，说明本章选取的自变量之间不存在多重共线性问题。

　　基准模型最终结果如表 5.2 所示，在加入控制变量之前，模型总体 R^2 为 0.002，社区养老服务系数为 -0.026，且显著影响老年人虚弱指数。在加入控制变量之后，模型总体 R^2 变为 0.344，社区养老服务系数变为 -0.015，且显著影响老年人虚弱指数。在对干扰因素进行有效控制后，社区养老服务水平每提高一个单位，则老年人虚弱指数降低 0.015 个单位。这表明社区养老服务能够有效降低老年人虚弱指数，进而提高老年人健康水平。这一实证结果与通过场域理论和健康促进理论得出的社区养老服务能够促进老年人健康的理论分析结论相吻合。此外，在家庭特征影响因素中，子女经济支持和子女精神慰藉两个变量均对老年人虚弱指数有显著正向影响，表示子女提供的经济支持和精神慰藉不仅不能降低老年人的虚弱指数，反而提高了其虚弱指数，即降低了老年人的健康水平。这说明以子女养老为主要特征的传统家庭养老方式已经不能有效满足新时代老年人的健康养老需求。但在传统养老观念根深蒂固和现代养老机构弊端重重的双重影响之下，老年人又无法完全脱离家庭养老模式，因此对于老年人而言，社区居家养老是目前最佳选择，而社区提供的养老服务水平在一定程度上直接决定了社区居家养老的效果。最后结合子女部分代际支持的负向影响效果和社区养老服务的正向影响效果来看，社区养老服务在目前我国老年人的健康维护方面具有极为重要的作用。

表 5.2　基准模型结果

变量	OLS	
	（1）	（2）
社区养老服务	-0.026^{***} （0.006）	-0.015^{***} （0.005）
性别（参照组＝女性）		-0.020^{***} （0.003）
年龄		0.005^{***} （0.000）
户口（参照组＝农业）		0.020^{***} （0.004）
居住地（参照组＝农村）		0.008^{***} （0.003）
民族（参照组＝少数民族）		0.011^{*} （0.006）
是否有锻炼习惯（参照组＝没有）		-0.053^{***} （0.003）
是否与家人同住（参照组＝否）		0.029^{***} （0.004）
家庭收入水平		-0.004^{***} （0.001）
有无子女经济支持（参照组＝没有）		0.006^{*} （0.003）

续表

变量	OLS	
	（1）	（2）
有无子女精神慰藉（参照组＝没有）		0.016*** （0.004）
有无子女生活照料（参照组＝没有）		−0.005 （0.004）
子女数量		−0.001 （0.001）
受教育经历（参照组＝没有）		−0.018*** （0.003）
60岁前职业类型（参照组＝体制外）		0.000 （0.004）
目前婚姻状态（参照组＝没有配偶）		−0.014*** （0.004）
有无生活保障（参照组＝没有）		−0.054*** （0.004）
有无医疗保障（参照组＝没有）		−0.051*** （0.009）
有无退休金（参照组＝没有）		0.010** （0.004）
有无养老金（参照组＝没有）		0.009*** （0.003）
常数项	0.202*** （0.002）	−0.051*** （0.018）
样本量	7134	7134
R^2	0.002	0.344
Prob>chi2	0.000	0.000

注：①***、**、*分别表示在1%、5%、10%的水平下显著；②括号内数据为稳健标准误。

二　稳健性检验

为了验证基准模型结果的可靠性和稳健性，本章利用以下三种方式进行稳健性检验。首先，本章利用变异系数法对社区养老服务所包含的 8 个指标重新进行赋权加总，进而将新生成的社区养老服务变量替换掉基准模型中原有的社区养老服务变量。根据表 5.3 模型结果可知，新模型的总体 R^2 为 0.344，新的社区养老服务的系数为 -0.015，且显著影响老年人虚弱指数。这表明社区养老服务能够降低老年人虚弱指数，进而提高其健康水平。这与基准模型回归结果保持一致。

表 5.3　重新赋权后的模型结果

变量	系数
社区养老服务	-0.015^{***} （0.005）
控制变量	控制
常数项	-0.051^{***} （0.020）
样本量	7134
R^2	0.344
Prob>chi2	0.000

注：①*** 表示在 1% 的水平下显著；②括号内数据为稳健标准误。

其次，本章利用 Tobit 模型进行稳健性检验。使用 OLS 对整个样本进行线性回归，其非线性扰动项将被纳入扰动项，导致估计不一致，而 Tobit 模型可用 MLE 方法进行纠正。因此，利用 Tobit 模型来替换多元线性回归模型同样可以检验模型结果的稳健性。由于因变量老年人虚弱指数存在 0 值，即老年人处于完全健康状态，因此本章在使用 Tobit 模型时，进行左归并处理，即将 0 值排除在外，同时保证总样本量不变。根据表 5.4 模型结果可知，社区养老服务系数为 -0.015，且显著影响老年人虚弱指数。这说明在进行样本数据左归并处理之后，社区养老服务仍然能够降低老年人虚弱指数，进而提高其健康水平。这一结果依旧与基准回归结果保持一致。

表 5.4　Tobit 回归结果

变量	系数
社区养老服务	-0.015^{***} （0.005）
控制变量	控制
常数项	-0.052^{***} （0.018）
样本量	7134
R^2	-0.362
Prob>chi2	0.000

注：①***表示在 1% 的水平下显著；②括号内数据为标准误。

最后，本章利用主成分分析法将社区养老服务所包含的 8 个指标进行降维处理。在进行主成分分析之前，本章先进行 KMO 检验和 Bartlett 检验，经检验 KMO 值为 0.856，Bartlett 显著性为 0.000，说明社区养老服务所包含的 8 个指标问题适合进行主成分分析。通过表 5.5 主成分分析结果可知，本章最终确定主成分个数为 2 个，累计方差贡献率为 0.582。同时根据因子载荷分布情况，将起居照料、上门看病及送药、精神慰藉及聊天解闷、日常购物这 4 个指标问题归纳为基础性社区养老服务；将组织社会和娱乐活动、提供法律援助、提供保健知识、处理家庭邻里纠纷这 4 个指标问题归纳为拓展性社区养老服务。之后本章分别将基础性社区养老服务和拓展性社区养老服务所包含的指标问题结果进行相加处理，且得分越高则代表养老服务水平越高。通过表 5.6 模型分析结果可知，模型总体 R^2 为 0.344，基础性社区养老服务系数为 -0.004，且显著影响老年人虚弱指数，拓展性社区养老服务系数为 -0.000，但未通过显著性检验。可知，基础性社区养老服务能够降低老年人虚弱指数，进而提高其健康水平，这与基准模型回归结果依旧保持一致。而拓展性社区养老服务之所以未通过显著性检验，可能是因为社区提供的此类服务水平较低，未能使老年人获得满足感。

表 5.5　主成分分析结果

变量	指标	因子 1	因子 2
基础性社区养老服务	起居照料	0.117	0.809
	上门看病及送药	0.280	0.387
	精神慰藉及聊天解闷	0.261	0.719
	日常购物	0.165	0.764
拓展性社区养老服务	组织社会和娱乐活动	0.678	0.355
	提供法律援助	0.777	0.276
	提供保健知识	0.786	0.110
	处理家庭邻里纠纷	0.800	0.166
累计方差贡献率		0.582	

表 5.6　回归分析结果

变量	系数
基础性社区养老服务	-0.004** (0.001)
拓展性社区养老服务	-0.000 (0.001)

续表

变量	系数
控制变量	控制
常数项	-0.051^{***} （0.019）
样本量	7134
R^2	0.344
Prob>chi2	0.000

注：①***、**分别表示在1%、5%的水平下显著；②括号内数据为稳健标准误。

不管是利用变异系数法、Tobit回归方法还是主成分分析方法进行稳健性检验，结果均表明社区养老服务能够有效降低老年人虚弱指数，这一结果始终与基准模型结果保持一致，也说明本章结论具有稳健性和可靠性。

三　分位数回归分析

为了进一步检验在不同条件分布下社区养老服务对老年人虚弱指数影响的完整特征，本部分利用分位数回归模型进行分析。在分位数的选取方面，本部分在综合考虑已有研究成果的基础上选取了10%分位数、25%分位数、50%分位数、75%分位数和90%分位数作为老年人虚弱指数的条件分布值。分位数回归结果如表5.7所示，除了老年人虚弱指数的10%分位数，社区养老服务对老年人虚弱指数25%分位数、50%分位数、75%分位数和90%分位数均有显著负向影响，其影响系数分别为-0.011、-0.020、-0.026、-0.028。根据影响系数可知，社区养老服务对老年人虚弱指数90%分位数的影响力度最大，对老年人虚弱指数10%分位数的影响力度最小，且总体表现为社区养老服务对老年人虚弱指数的影响力度随老年人虚弱程度的提高而增加。这一实证结果与通过社区照顾理论得出的社区养老服务对自身健康状况更差老年人的健康改善效果更加明显的理论分析结论吻合。

表 5.7　分位数回归结果

变量	10%	25%	50%	75%	90%
社区养老服务	−0.007 （0.005）	−0.011** （0.005）	−0.020*** （0.005）	−0.026*** （0.006）	−0.028** （0.008）
性别（参照组＝女性）	−0.010*** （0.003）	−0.015*** （0.003）	−0.021*** （0.003）	−0.023*** （0.004）	−0.027*** （0.006）
年龄	0.002*** （0.000）	0.003*** （0.000）	0.005*** （0.000）	0.006*** （0.000）	0.006*** （0.000）
户口（参照组＝农业）	0.005 （0.004）	0.013*** （0.004）	0.018*** （0.005）	0.022*** （0.006）	0.038*** （0.009）
居住地（参照组＝农村）	0.004 （0.003）	0.008*** （0.003）	0.006* （0.003）	0.008* （0.005）	0.001 （0.007）
民族（参照组＝少数民族）	−0.005 （0.006）	−0.003 （0.006）	0.001 （0.007）	0.010 （0.009）	0.015 （0.013）
是否有锻炼习惯 （参照组＝没有）	−0.024*** （0.003）	−0.033*** （0.003）	−0.042*** （0.003）	−0.056*** （0.004）	−0.073*** （0.006）
是否与家人同住 （参照组＝否）	0.013*** （0.004）	0.020*** （0.004）	0.028*** （0.004）	0.032*** （0.006）	0.034*** （0.009）
家庭收入水平	−0.001 （0.001）	−0.004*** （0.001）	−0.005*** （0.001）	−0.005*** （0.001）	−0.003 （0.002）
有无子女经济支持 （参照组＝没有）	0.004 （0.003）	−0.001 （0.003）	0.002 （0.004）	0.005 （0.005）	0.020*** （0.007）
有无子女精神慰藉 （参照组＝没有）	0.010** （0.004）	0.014*** （0.004）	0.016*** （0.004）	0.021*** （0.006）	0.017** （0.008）
有无子女生活照料 （参照组＝没有）	−0.001 （0.004）	−0.005 （0.004）	−0.004 （0.004）	−0.010* （0.006）	0.001 （0.008）

续表

变量	10%	25%	50%	75%	90%
子女数量	-0.002** (0.001)	-0.001 (0.001)	-0.002** (0.001)	-0.000 (0.001)	0.002 (0.002)
受教育经历 （参照组=没有）	-0.013*** (0.003)	-0.015*** (0.003)	-0.017*** (0.004)	-0.020*** (0.005)	-0.034*** (0.007)
60岁前职业类型 （参照组=体制外）	-0.009** (0.004)	-0.009** (0.004)	-0.000 (0.005)	0.002 (0.006)	0.009 (0.009)
目前婚姻状态 （参照组=没有配偶）	-0.006 (0.004)	-0.012*** (0.004)	-0.015*** (0.005)	-0.020*** (0.007)	-0.009 (0.010)
有无生活保障 （参照组=没有）	-0.035*** (0.004)	-0.038*** (0.004)	-0.043*** (0.005)	-0.059*** (0.006)	-0.079*** (0.009)
有无医疗保障 （参照组=没有）	-0.021** (0.009)	-0.025*** (0.009)	-0.045*** (0.010)	-0.067*** (0.013)	-0.086*** (0.019)
有无退休金 （参照组=没有）	0.002 (0.004)	0.002 (0.004)	0.006 (0.005)	0.012* (0.007)	0.020** (0.009)
有无养老金 （参照组=没有）	0.003 (0.003)	0.003 (0.003)	0.009*** (0.003)	0.014*** (0.004)	0.016*** (0.006)
常数项	-0.024 (0.018)	-0.030* (0.018)	-0.048** (0.021)	-0.053* (0.027)	0.004 (0.039)
样本量	7134	7134	7134	7134	7134
R^2	0.102	0.144	0.204	0.247	0.248

注：①***、**、*分别表示在1%、5%、10%的水平下显著；②括号内数据为标准误。

四　门槛回归分析

年龄是影响老年人晚年生活质量的重要因素。随着年龄的增长，老年人不仅生理机能日渐下降、患病风险不断升高，而且对于外界刺激的反应更加不敏感，接受新鲜事物的能力也有所欠缺，因而社区养老服务作为现代养老支持内容对不同年龄段老年人的影响可能存在客观差异。基于以上认识，本章以老年人实际年龄作为门槛变量来构建门槛回归模型，先初步判断社区养老服务对老年人虚弱指数影响的系数估计值是否稳定，进而分析社区养老服务对不同年龄段老年人虚弱指数的影响程度及方向。门槛回归检验结果如表5.8所示，本章构建的门槛回归模型中，单一门槛、双重门槛、三重门槛均通过了显著性检验，且得到有效门槛值分别为78岁、91岁和101岁。根据表5.9三重门槛回归结果可知，在60~78岁年龄段中，社区养老服务系数为-0.080，且显著影响老年人虚弱指数；在78~91岁年龄段中，社区养老服务系数为-0.028，且显著影响老年人虚弱指数；在91~101岁年龄段中，社区养老服务系数为0.083，且显著影响老年人虚弱指数；在101~117岁年龄段中，社区养老服务系数为0.163，且显著影响老年人虚弱指数。可知，社区养老服务能显著降低60~78岁和78~91岁两个年龄段老年人的虚弱指数，且对60~78岁较低年龄组老年人虚弱指数的降低力度更大；社区养老服务能显著提高91~101岁和101~117岁两个年龄段老年人的虚弱指数，且对101~117岁较高年龄组老年人虚弱指数的提高力度更大。可见，年龄因素在社区养老服务对老年人虚弱指数的影响中具有重要作用，表现为年龄偏低老年人更容易认可并接受社区提供的养老服务，而年龄偏高老年人一方面需要更精准、更高质量的养老服务，另一方面受传统子女养老观念影响较大，难以认可社区提供的现代养老服务。这一实证结果与通过生命周期理论得出的社区养老服务对不同年龄段老年人健康产生的影响会有较大差异的理论分析结论吻合。

表 5.8　门槛回归检验结果

模型	F 值	P 值	Bootstrap 次数	1%	5%	10%	门槛值
单一门槛	250.959***	0.000	300	7.318	3.974	2.567	91

模型	F 值	P 值	Bootstrap 次数	1%	5%	10%	门槛值
双重门槛	20. 201***	0. 000	300	6. 294	3. 791	2. 521	101
							91
三重门槛	25. 829***	0. 000	300	5. 730	3. 263	2. 508	78

注:*** 表示在 1%的水平下显著。

表 5.9　三重门槛回归结果

变量	系数
社区养老服务 （60~78 岁）	-0. 080*** （10. 190）
社区养老服务 （78~91 岁）	-0. 028*** （-3. 480）
社区养老服务 （91~101 岁）	0. 083*** （8. 110）
社区养老服务 （101~117 岁）	0. 163*** （10. 410）
性别 （参照组=女性）	-0. 008*** （-2. 740）
户口 （参照组=农业）	0. 031*** （7. 010）
居住地 （参照组=农村）	0. 009*** （2. 920）
民族 （参照组=少数民族）	0. 013** （2. 070）
是否有锻炼习惯 （参照组=没有）	-0. 062*** （-20. 820）
是否与家人同住 （参照组=否）	0. 041*** （10. 180）
家庭收入水平	-0. 004*** （-4. 970）

续表

变量	系数
有无子女经济支持（参照组＝没有）	0.013*** （3.970）
有无子女精神慰藉（参照组＝没有）	0.023*** （5.820）
有无子女生活照料（参照组＝没有）	−0.002 （−0.380）
子女数量	0.004*** （4.630）
受教育经历（参照组＝没有）	−0.036*** （−11.080）
60岁前职业类型（参照组＝体制外）	0.007* （1.710）
目前婚姻状态（参照组＝没有配偶）	−0.043*** （−9.750）
有无生活保障（参照组＝没有）	−0.048*** （−11.480）
有无医疗保障（参照组＝没有）	−0.056*** （−6.170）
有无退休金（参照组＝没有）	0.015*** （3.250）
有无养老金（参照组＝没有）	0.008*** （2.710）
常数项	0.312*** （22.140）
样本量	7134
R^2	0.293
F值	134.100

注：①***、**、*分别表示在1%、5%、10%的水平下显著；②括号内数据为标准误。

五　异质性分析

受到生理因素和历史因素的影响，在接受同一社区养老服务过程中，性别差异始终存在。根据表5.10可知，社区养老服务对女性老年人虚弱指数具有显著负向影响，对男性老年人虚弱指数同样具有显著负向影响。在影响程度方面，社区养老服务对男性老年人虚弱指数的降低力度更大。一般而言，男性老年人参与社区活动的次数相较女性老年人更多，因而受社区养老服务的影响相对更大。

表5.10　分性别回归结果

变量	OLS	
	女性老年人	男性老年人
社区养老服务	-0.014** （0.007）	-0.017** （0.007）
控制变量	控制	控制
常数项	-0.087*** （0.028）	-0.028 （0.029）
样本量	3845	3289
R^2	0.358	0.280
Prob>chi2	0.000	0.000

注：①*** 、** 分别表示在1%、5%的水平下显著；②括号内数据为稳健标准误。

受到我国城乡二元经济社会体制的影响，社区养老服务的发展水平及其影响也相应不同。根据表5.11可知，社区养老服务对农村老年人虚弱指数具有显著负向影响，对城镇老年人虚弱指数同样有负向影响，但未通过显著性检验。由于本章中老年人所获得的社区养老服务水平偏低，所以对于养老保障更加充足的城镇老年人而言，低水平的社区养老服务难以影响其健康状况。对于养老基础薄弱的农村老年人而言，尽管接受到的社区养老服务略显不足，但仍能够影响其健康状况。

表 5.11　分城乡回归结果

变量	OLS	
	农村老年人	城镇老年人
社区养老服务	-0.027*** (0.008)	-0.008 (0.006)
控制变量	控制	控制
常数项	-0.017 (0.028)	-0.066 0.028
样本量	2967	4167
R²	0.333	0.359
Prob>chi2	0.000	0.000

注：①***表示在1%的水平下显著；②括号内数据为稳健标准误。

配偶支持是家庭传统养老模式中最为重要的部分，因而不同婚姻状态下老年人健康状况受到的社区养老服务的影响存在明显差异。根据表 5.12 可知，社区养老服务对没有配偶的老年人虚弱指数具有显著负向影响，对有配偶的老年人虚弱指数同样具有显著负向影响。但社区养老服务对有配偶老年人虚弱指数的降低力度最大，这说明有配偶的老年人更容易在社区养老服务的支持下维持健康。

表 5.12　分婚姻状态回归结果

变量	OLS	
	没有配偶老年人	有配偶老年人
社区养老服务	-0.014* (0.008)	-0.015** (0.006)

续表

变量	OLS	
	没有配偶老年人	有配偶老年人
控制变量	控制	控制
常数项	−0.078*** （0.027）	0.013 （0.030）
样本量	3581	3553
R^2	0.308	0.204
Prob>chi2	0.000	0.000

注：①***、**、*分别表示在1%、5%、10%的水平下显著；②括号内数据为稳健标准误。

第六章 社会资本对老年人口
抑郁状况的影响

第一节 数据来源、变量设置及模型设定

一 数据来源

本章使用的数据来自 2018 年中国健康与养老追踪调查（CHAR-LS），该调查是由北京大学国家发展研究院主持、中国社会科学调查中心执行的一项跨学科调查。调查采用了多阶段抽样，在县/区和村/居抽样阶段均采取人口比例概率抽样方法，调查范围为全国 23个省份，覆盖了 150 个县级单位的 450 个社区或村庄，样本具有比较广泛的代表性。该调查包含老年人的社会资本、抑郁状况、个人特征和其他状况，能较好地满足本章研究的需要。本章选取 60 岁及以上老年人为研究对象，在剔除变量存在缺失值的样本后，最终得到 6357 份有效样本。

二 变量设置

1. 被解释变量

本章被解释变量为老年人的抑郁程度，由抑郁量表（CES-D）反映，包括"我因一些小事而烦恼""我在做事时很难集中精力""我感到情绪低落""我觉得做任何事都很费劲""我对未来充满希

望""我感到害怕""我的睡眠不好""我很愉快""我感到孤独""我觉得我无法继续我的生活"共 10 个问题。本章对其中 8 个反映消极情绪的问题,依据"很少或者根本没有 = 0,不太多 = 1,有时或者说有一半的时间 = 2,大多数的时间 = 3"的方式进行赋值,对"我对未来充满希望""我很愉快"2 个反映积极情绪的问题则进行反向赋值,最后加总得到抑郁程度的评分,取值范围为 0~30。抑郁评分越高,表示抑郁程度越重,心理健康状况越差。

2. 核心解释变量

受所使用调查数据的限制,本章主要关注老年人个体层次的结构型社会资本,包含社会网络、社会参与、社会支持三个构成要素。

社会网络是社会资本的载体,个人嵌入社会网络后,其中的资源便可成为自我的社会资本。社会网络选取的指标包括社团层面的"有没有宗教信仰""是不是共产党员",分别按照"没有 = 0,有 = 1""否 = 0,是 = 1"的方式赋值,加总得到老年人的社会网络水平。宗教信仰能够满足人们的精神需求,具有超出任何地缘、业缘、血缘边界的吸引力,能将有共同精神需求的人聚在一起,起到沟通人情、联结资源的作用。中国共产党的基层组织是重要的社会动员力量,具有规模庞大、组织成员联系紧密的特点,而且经常开展各种组织活动,具有很强的活力,成员参与率较高。宗教组织和政党组织共同构成了人们生活中非常重要的两个方面,这也是用此来反映老年人社会网络的原因所在。

社会参与是老年人获取资源的重要途径之一。本章以老年人参加各种社会活动的数量作为社会参与的代理变量,包括"串门、跟朋友交往""打麻将、下棋、打牌、去社区活动室""向不住在一起的亲人、朋友或者邻居提供帮助""跳舞、健身、练气功等""参加社团组织活动""参加志愿者活动或者慈善活动""照顾不住在一起的病人或残疾人""上学或者参加培训课程""炒股(基金及其他金融证券)""上网"。

社会支持反映了老年人所能获取到的实际资源。本章以老年人享受的居家和社区养老服务的数量作为社会支持的代理变量，包括"日间照料中心、托老所、老年餐桌等养老服务中心""定期体检""上门巡诊""家庭病床""社区护理""健康管理""娱乐活动"。

3. 控制变量

控制变量包括性别、年龄、受教育程度、婚姻状况、民族、就业状况、身体健康状况、医疗保险、养老保险、同住家庭成员数量、健在父母数量、健在孩子数量、城乡类型、地区类型。

关于受教育程度，本章将其分为"小学及以下"和"初中及以上"。关于婚姻状况，本章将其划分为"有配偶"和"无配偶"。关于身体健康状况，使用日常生活自理能力（ADL）作为代理变量，该量表由穿衣、洗澡、吃饭、室内活动、上厕所、控制大小便 6 个方面是否存在困难反映，对于每一个条目，按照"没有困难=0，有困难但仍可以完成=1，有困难且需要帮助=2，无法完成=3"的方式进行赋值，最后加总得到 ADL 评分。健在父母包括老年人及其配偶的亲生父母和养父母，健在孩子包括亲生子女、继子女和养子女。关于城乡类型，本章依据调查数据中的社区编码匹配到 2013 年子数据集 PSU（CHARLS 公开的个体城市信息）中的城乡类型，将其划分为"城镇"和"农村"。关于地区类型，本章根据各省份的地理位置和经济发展水平，将其划分为"东部地区""中部地区""西部地区"。

4. 工具变量

现有文献已表明社区（村庄）级指标作为单个指标的工具变量的合理性，韦倩和徐榕将样本所在区（县）（除自己外）的解释变量的平均值作为工具变量。[①] 因此，本章选取社会资本的社区平均值

---

① 韦倩、徐榕：《互联网使用与信贷排斥的缓解——基于中国家庭追踪调查的数据》，《武汉大学学报》（哲学社会科学版）2021 年第 5 期，第 119~131 页。

（除自己外）作为社会资本指数的工具变量。社区是老年人日常活动的主要场所之一，社区内的基础设施建设水平影响其社会参与，基本公共服务水平影响其社会支持，邻里关系和各种组织的发展状况也影响其社会网络。样本中社区老年人的平均社会资本水平（除自己外）能够反映其所在社区整体的社会资本水平，这影响着老年人个人的社会资本水平，也与个人的其他特征无显著关联，能够很好地满足工具变量的相关性和外生性要求。

5. 中介变量

如上文所述，社会资本具有能够转换为包括经济资本在内的其他形式资本和降低预防性储蓄进而促进消费的特点。因此，本章选择经济资本和休闲支出作为中介变量，在实证分析中均对其进行对数化处理。经济资本由老年人个人的货币资产总额反映，货币资产包括现金、电子货币（微信钱包里的钱以及支付宝余额）、在金融机构（如银行、信用社等）的存款。休闲支出为老年人所在家庭人均一个月的文化娱乐活动支出与旅游支出之和。

具体的变量定义与数据统计见表6.1。

表 6.1 变量定义与数据统计

变量		变量定义	平均值	标准差	最小值	最大值
被解释变量	抑郁程度	抑郁评分	9.7612	6.8440	0	30
解释变量	社会网络	连续变量	0.2245	0.4273	0	2
	社会参与	连续变量	0.7557	0.9992	0	10
	社会支持	连续变量	0.2561	0.5828	0	7
	社会资本指数	连续变量	0.0749	0.0937	0	0.4797
控制变量	性别	女性＝0，男性＝1	0.4578	0.4983	0	1
	年龄	连续变量	68.6994	6.3472	60	95

续表

变量		变量定义	平均值	标准差	最小值	最大值
控制变量	受教育程度	小学及以下 = 0, 初中及以上 = 1	0.2456	0.4305	0	1
	婚姻状况	有配偶 = 0, 无配偶 = 1	0.8008	0.3994	0	1
	民族	少数民族 = 0, 汉族 = 1	0.9298	0.2554	0	1
	就业状况	未就业 = 0, 在就业 = 1	0.1389	0.3459	0	1
	身体健康状况	ADL 评分	0.7735	1.7274	0	18
	医疗保险	没有 = 0,有 = 1	0.9714	0.1668	0	1
	养老保险	没有 = 0,有 = 1	0.9072	0.2902	0	1
	同住家庭成员数量	连续变量	0.8488	1.4434	0	12
	健在父母数量	连续变量	0.2413	0.5510	0	4
	健在孩子数量	连续变量	2.9810	1.4431	0	13
	城乡类型	农村 = 0, 城镇 = 1	0.3985	0.4896	0	1
	地区　西部	否 = 0,是 = 1	0.3340	0.4717	0	1
	中部	否 = 0,是 = 1	0.3374	0.4729	0	1
	东部	否 = 0,是 = 1	0.3286	0.4697	0	1
工具变量	社会资本的社区平均值（除自己外）	连续变量	0.0694	0.0375	0	0.2277
中介变量	经济资本	对数化处理	6.1052	3.6152	0	14.8097
	休闲支出	对数化处理	0.6596	1.7002	0	10.6375

注：参照《第四次全国经济普查公报》，本章根据各地的地理位置和经济发展水平将全国31个省份（不含港澳台）划分为西部地区、中部地区和东部地区。西部地区包括内蒙古、广西、重庆、四川、贵州、云南、西藏、陕西、甘肃、青海、宁夏、新疆，中部地区包括山西、吉林、黑龙江、安徽、江西、河南、湖北、湖南，东部地区包括北京、天津、河北、辽宁、上海、江苏、浙江、福建、山东、广东、海南。CHARLS调查包括中国除青海、宁夏、新疆和港澳台外的28个省份。

三　模型设定

1. 用熵权法构建核心自变量

本章首先使用熵权法这种客观赋权法对社会网络、社会参与、社会支持三个指标进行客观赋权，然后加权求和得到老年人的社会资本指数。熵权法的操作步骤如下。

第一，原始数据的标准化处理。

对于正向指标：

$$X'_{ij} = \frac{X_{ij} - \min(X_{ij})}{\max(X_{ij}) - \min(X_{ij})} \tag{6.1}$$

对于负向指标：

$$X'_{ij} = \frac{\max(X_{ij}) - X_{ij}}{\max(X_{ij}) - \min(X_{ij})} \tag{6.2}$$

其中，$i = 1, 2, 3, \cdots, n$，表示共有 n 个调查对象；$j = 1, 2, 3, \cdots, m$，表示共有 m 项评价指标。

第二，指标权重的确定。

计算第 j 项指标中第 i 个调查对象所占的比重 P_{ij}：

$$P_{ij} = \frac{X'_{ij}}{\sum_{i=1}^{n} X'_{ij}} \tag{6.3}$$

计算第 j 项指标的熵值 E_j：

$$E_j = -\frac{1}{\ln n} \sum_{i=1}^{n} P_{ij} \ln(P_{ij}) \tag{6.4}$$

计算第 j 项指标的权重 w_j：

$$w_j = \frac{1 - E_j}{\sum_{j=1}^{m}(1 - E_j)} \tag{6.5}$$

第三，对各指标进行加权求和得到社会资本指数 SC_i：

$$SC_i = \sum_{j=1}^{m} w_j X'_{ij} \tag{6.6}$$

在进行稳健性检验时，使用变异系数法对社会资本各个指标重新赋权。变异系数法的操作步骤如下。

首先，对原始数据进行标准化处理，标准化处理方式依然遵循式（6.1）。

然后，依次计算第 j 项指标的均值：

$$X_{\underline{j}} = \frac{1}{n} \sum_{i=1}^{n} X'_{ij} \tag{6.7}$$

计算第 j 项指标的标准差：

$$S_j = \sqrt{\frac{1}{n-1}(X'_{ij} - X_{\underline{j}})^2} \tag{6.8}$$

计算第 j 项指标的变异系数：

$$V_j = \frac{S_j}{X_{\underline{j}}} \tag{6.9}$$

计算第 j 项指标的权重：

$$W'_j = \frac{V_j}{\sum_{j=1}^{m} V_j} \tag{6.10}$$

最后，计算重新赋权后的社会资本指数：

$$SC'_i = \sum_{j=1}^{m} W'_j X'_{ij} \tag{6.11}$$

2. 多元线性回归模型

本章首先建立多元线性回归模型，使用最小二乘法（OLS）分析社会资本各要素，即社会网络、社会参与、社会支持对老年人抑郁程度的影响。

$$Depression_i = \alpha_{10} + \alpha_{11}SN_i + \alpha_{12}SP_i + \alpha_{13}SS_i + \sum_j \beta_{1j}Z_{ij} + \varepsilon_{1i} \qquad (6.12)$$

其中，$Depression_i$ 为第 i 个老年人的抑郁程度，SN_i、SP_i、SS_i 分别为第 i 个老年人的社会网络、社会参与、社会支持，Z_{ij} 为第 i 个老年人的第 j 个控制变量。α_{10} 为截距项；α_{11}、α_{12}、α_{13}、β_{1j} 分别为各个变量的回归系数；ε_{1i} 为随机误差项，服从 N（0，σ^2）。

然后使用以下模型分析社会资本指数对老年人抑郁程度的影响。

$$Depression_i = \alpha_{20} + \alpha_{21}SC_i + \sum_j \beta_{2j}Z_{ij} + \varepsilon_{2i} \qquad (6.13)$$

其中，SC_i 为第 i 个老年人的社会资本指数。

3. 分位数回归模型

由于老年人的抑郁程度具有较强的异质性，相等的社会资本可能对不同抑郁程度的老年人产生不同的影响，因此本章同时使用分位数回归模型（QR），分析在不同分位数处社会资本对老年人抑郁程度的影响。

首先，分析在不同分位数处社会网络、社会参与、社会支持对老年人抑郁程度的影响。

$$Q_\tau(Depression_i \mid X_i) = \alpha_{10}{}^\tau + \alpha_{11}{}^\tau SN_i + \alpha_{12}{}^\tau SP_i + \alpha_{13}{}^\tau SS_i + \sum_j \beta_{1j}{}^\tau Z_{ij} \qquad (6.14)$$

其中，$Q_\tau(Depression_i \mid X_i)$ 表示在给定 X（包括核心解释变量和控制变量）的分布下抑郁程度的条件分位数。τ 表示分位数，本章依次选取 10%、25%、50%、75%、90%；$\alpha_{11}{}^\tau$、$\alpha_{12}{}^\tau$、$\alpha_{13}{}^\tau$、$\beta_{1j}{}^\tau$ 分别为各个变量的 τ 分位数回归系数。

然后，分析在不同分位数处社会资本指数对老年人抑郁程度的影响。

$$Q_\tau(Depression_i \mid X_i) = \alpha_{20}{}^\tau + \alpha_{21}{}^\tau SC_i + \sum_j \beta_{2j}{}^\tau Z_{ij} \qquad (6.15)$$

4. 工具变量线性回归模型

由于可能存在遗漏变量、测量误差等情况，本章在工具变量线性回归模型中采用两阶段最小二乘法（2SLS）处理内生性问题。

$$SC_i = \alpha_{30} + \alpha_{31}I_i + \sum_j \beta_{3j}Z_{ij} + \varepsilon_{3i} \quad\quad (6.16)$$

$$Depression_i = \alpha_{40} + \alpha_{41}\widehat{SC_i} + \sum_j \beta_{4j}Z_{ij} + \varepsilon_{4i} \quad\quad (6.17)$$

式（6.16）是第一阶段回归，I_i 是工具变量，即除老年人自己外的社会资本的社区平均值。式（6.17）是第二阶段回归，$\widehat{SC_i}$ 是第一阶段回归的拟合值。

5. 工具变量分位数回归模型

本章在分位数回归模型的基础上加入工具变量，使用工具变量分位数回归模型（IVQR）处理内生性问题。

$$SC_i = \alpha_{50} + \alpha_{51}I_i + \sum_j \beta_{5j}Z_{ij} + \varepsilon_{5i} \quad\quad (6.18)$$

$$Q_\tau(Depression_i \mid X_i) = \alpha_{20}{}^\tau(U) + \alpha_{21}{}^\tau(U)\widehat{SC_i} + \sum_j \beta_{2j}{}^\tau(U)Z_{ij} \quad\quad (6.19)$$

式（6.18）中，I_i 是工具变量。式（6.19）中，U 是随机变量，服从（0，1）上的均匀分布。

6. 结构方程模型

本章以经济资本和休闲支出为中介变量，建立结构方程模型，检验社会资本影响老年人抑郁程度的多重链式中介效应，模型如下：

$$EC_i = \gamma_{10} + \gamma_{11}SC_i + \sum_j \delta_{1j}Z_{ij} + \mu_{1i} \quad\quad (6.20)$$

$$LS_i = \gamma_{20} + \gamma_{21}SC_i + \gamma_{22}EC_i + \sum_j \delta_{2j}Z_{ij} + \mu_{2i} \quad\quad (6.21)$$

$$Depression_i = \gamma_{30} + \gamma_{31}SC_i + \gamma_{32}EC_i + \gamma_{33}LS_i + \sum_j \delta_{3j}Z_{ij} + \mu_{3i} \qquad (6.22)$$

其中，EC_i 为第 i 个老年人的经济资本，LS_i 为第 i 个老年人所在家庭的人均休闲支出。式（6.20）为经济资本对社会资本的回归模型，式（6.21）为休闲支出对社会资本和经济资本的回归模型，式（6.22）为抑郁程度对社会资本、经济资本和休闲支出的回归模型。

第二节 实证结果分析

一 社会资本各要素对老年人抑郁程度的影响

本章首先建立多元线性回归模型分析社会资本各要素对老年人抑郁程度的影响。多重共线性检验结果显示，核心解释变量和控制变量的方差膨胀因子（VIF）都小于 2，VIF 的平均值为 1.17，模型排除了多重共线性问题。从表 6.2 中的模型 1 可以看出，至少在 5% 的显著性水平下，老年人的社会网络、社会参与、社会支持都对抑郁程度有显著的负向影响，它们每增加 1 个单位，抑郁程度平均分别减少 0.593 个单位、0.490 个单位、0.275 个单位。由于老年人抑郁程度的高度异质性，相同的社会网络、社会参与或社会支持可能对不同抑郁程度的老年人产生不同的影响。本章同时建立分位数回归模型，分析社会资本各要素对不同分位数处老年人抑郁程度的影响。模型 2 至模型 5 显示，至少在 10% 的显著性水平下，老年人的社会网络对抑郁程度的影响都显著为负，影响系数分别为 -0.302、-0.368、-0.987、-0.563；模型 2 至模型 6 显示，至少在 5% 的显著性水平下，老年人的社会参与对抑郁程度的影响都显著为负，影响系数分别为 -0.151、-0.297、-0.426、-0.747、-0.682。

表 6.2 社会资本各要素对老年人抑郁程度影响的回归结果

变量	模型 1	模型 2	模型 3	模型 4	模型 5	模型 6
	OLS	10%	25%	50%	75%	90%
核心解释变量						
社会网络	-0.593***	-0.302*	-0.368**	-0.987***	-0.563*	-0.496
	(0.186)	(0.180)	(0.172)	(0.235)	(0.305)	(0.451)
社会参与	-0.490***	-0.151**	-0.297***	-0.426***	-0.747***	-0.682***
	(0.077)	(0.063)	(0.079)	(0.110)	(0.142)	(0.181)
社会支持	-0.275**	-0.094	-0.251	-0.208	-0.274	-0.388
	(0.129)	(0.125)	(0.153)	(0.158)	(0.212)	(0.335)
控制变量						
性别 （女性）	-1.312***	-0.352**	-0.743***	-1.408***	-1.879***	-1.595***
	(0.167)	(0.169)	(0.181)	(0.231)	(0.286)	(0.371)
年龄	-0.103***	-0.044***	-0.054***	-0.110***	-0.163***	-0.146***
	(0.015)	(0.016)	(0.015)	(0.019)	(0.027)	(0.034)
受教育程度 （小学及以下）	-1.063***	-0.199	-0.525**	-0.739***	-1.863***	-2.307***
	(0.186)	(0.201)	(0.206)	(0.245)	(0.335)	(0.437)
婚姻状况 （有配偶）	-1.187***	-0.474**	-0.738***	-1.240***	-1.292***	-2.079***
	(0.217)	(0.231)	(0.228)	(0.309)	(0.335)	(0.435)
民族 （少数民族）	0.524	0.047	0.196	0.905**	0.307	0.966
	(0.327)	(0.298)	(0.357)	(0.429)	(0.641)	(0.655)
就业状况 （未就业）	-1.043***	-0.512**	-0.804***	-1.124***	-1.284***	-2.056***
	(0.224)	(0.208)	(0.233)	(0.305)	(0.420)	(0.560)
身体健康状况	1.054***	0.671***	1.033***	1.283***	1.313***	1.151***
	(0.058)	(0.092)	(0.066)	(0.099)	(0.090)	(0.089)
医疗保险 （没有）	0.195	-0.271	0.102	0.147	-0.551	0.140
	(0.486)	(0.557)	(0.657)	(0.637)	(0.904)	(0.721)
养老保险 （没有）	0.112	0.168	-0.071	0.066	0.022	-0.061
	(0.292)	(0.315)	(0.300)	(0.355)	(0.448)	(0.591)

续表

变量	模型 1	模型 2	模型 3	模型 4	模型 5	模型 6
	OLS	10%	25%	50%	75%	90%
同住家庭成员数量	−0.191***　(0.053)	−0.100*　(0.059)	−0.166***　(0.062)	−0.201***　(0.075)	−0.297***　(0.094)	−0.293***　(0.105)
健在父母数量	0.050　(0.144)	−0.064　(0.172)	0.224　(0.172)	0.233　(0.175)	0.038　(0.247)	−0.564*　(0.288)
健在子女数量	0.158**　(0.064)	0.130**　(0.061)	0.151**　(0.064)	0.155*　(0.079)	0.182*　(0.107)	0.287**　(0.116)
城乡类型（农村）	−1.446***　(0.171)	−0.910***　(0.186)	−1.304***　(0.174)	−1.742***　(0.223)	−1.674***　(0.308)	−1.394***　(0.377)
中部地区（西部地区）	−0.901***　(0.202)	−0.576***　(0.211)	−0.576**　(0.229)	−0.938***　(0.272)	−1.063***　(0.343)	−1.396***　(0.411)
东部地区（西部地区）	−2.000***　(0.198)	−1.140***　(0.209)	−1.435***　(0.207)	−2.152***　(0.267)	−2.506***　(0.344)	−2.190***　(0.415)
常数项	18.985***　(1.189)	6.391***　(1.286)	10.034***　(1.292)	18.284***　(1.512)	29.055***　(2.144)	31.958***　(2.788)
R^2／伪 R^2	0.1658	0.0495	0.0721	0.1000	0.1125	0.1094
N	6357	6357	6357	6357	6357	6357

注：第一列中括号内为参照组；模型 1 中括号内数据为稳健标准误，度量拟合优度的统计量为 R^2；模型 2 至模型 6 中括号内数据为 Bootstrap 标准误，抽样次数为 500 次，度量拟合优度的统计量为伪 R^2；***、**、*分别表示在 1%、5%、10%的水平下显著。

社会网络具有联结资源的作用，能实现资源在不同主体之间的转移。社会护航理论认为，老年人的社会关系网络犹如护航者一样，在老年阶段为老年个体提供情感支撑，以应对变老所产生的压力。丰富的人际交往关系与和睦密切的社区网络是老年人生活的重要组成部分，往往潜藏着循环往复的经济的、物质的、情感的回报，而这些都可以帮助老年人改善心理健康状况。

老年人可以通过社会参与建立、维持和扩大社会网络，缓解退休之后因社会角色发生转换而产生的孤独、焦虑、抑郁等负面情绪。活动理论和连续性理论认为，成功的老龄化在于老年人保持充足的活力和积极地参与力所能及的社会活动，这样他们就能生活得更好。社会活动是老年人社会生活的基础，老年人的生活满足感可通过积极参与社会活动获得，自尊与心理健康也在参与过程中得以增强。

老年人作为社会中特殊的弱势群体，融入社会是他们获取支持和援助的重要途径，正是他人或社会的工具性行动或情感性行动对老年人施以帮助，包括经济的、物质的、情感的支持，那些便利的可转移的资源才最终转移给老年人，这对于提高他们的生活满意度和改善心理健康状况大有裨益。对于老年人而言，更多的幸福感往往来自更大的支持网络和更多的社会接触。

二　社会资本对老年人抑郁程度的影响

1. 基准回归分析

本章同时建立多元线性回归模型和分位数回归模型分析社会资本对老年人抑郁程度的影响。表 6.3 中的模型 7 表明，在 1% 的显著性水平下，老年人的社会资本对抑郁程度有显著的负向影响，社会资本指数每增加 1 个单位，抑郁程度平均减少 4.938 个单位。模型 8 至模型 12 显示，至少在 5% 的显著性水平下，老年人的社会资本对抑郁程度的影响仍然显著为负，影响系数分别为 -2.266、-3.339、-5.942、-5.616、-5.212，系数绝对值表现为先明显变大后略微减小的趋势。

作为结构型社会资本构成要素的社会网络、社会参与、社会支持相辅相成，老年人能嵌入其中从而获取资源，进而促进心理健康水平的提高。社会资本具有重要的健康促进效应，它将传统主要局限于近邻和亲友等小范围内的守望相助发展成为一种社会性的人文关怀与支持，把老年群体不甚紧密的社会网与更广泛的个人、家庭与社会组织联系起来，有效地促进了他们的社会融入，加强了他们与社会的联系，使他们获得了更多的社会资源，并通过非制度化的网络关系和稳定化的行为模式给予老年人一定的保障，降低了负面情绪产生的概率。

表 6.3　社会资本对老年人抑郁程度影响的回归结果

变量	模型 7	模型 8	模型 9	模型 10	模型 11	模型 12
	OLS	10%	25%	50%	75%	90%
社会资本指数	−4.938 ***	−2.266 ***	−3.339 ***	−5.942 ***	−5.616 ***	−5.212 **
	(0.843)	(0.868)	(0.886)	(1.166)	(1.369)	(2.152)
控制变量	已控制	已控制	已控制	已控制	已控制	已控制
常数项	18.468 ***	6.039 ***	9.699 ***	17.216 ***	28.241 ***	32.052 ***
	(1.185)	(1.275)	(1.372)	(1.477)	(2.083)	(2.584)
R^2/伪 R^2	0.1628	0.0490	0.0711	0.0990	0.1093	0.1068
N	6357	6357	6357	6357	6357	6357

注：模型 7 中括号内数据为稳健标准误，度量拟合优度的统计量为 R^2；模型 8 至模型 12 中括号内数据为 Bootstrap 标准误，抽样次数为 500 次，度量拟合优度的统计量为伪 R^2；*** 、** 分别表示在 1%、5% 的水平下显著。

2. 内生性处理

由于社会资本的内涵较为丰富，学界目前对社会资本的测度尚未形成统一的标准，而且受所使用数据的限制，本章选取的相关指标也有限，因而社会资本的测量存在误差。此外，影响老年人抑郁程度的因素众多，本章不可能罗列穷尽，故而模型也存在遗漏变量。测量误差和遗漏变量的存在，使社会资本指数可能存在内生性。因此，本部分采用样本中社会资本的社区平均值（除自己外）作为工具变量，使用两阶段最小二乘法（2SLS）对内生性进行处理。弱工具变量检验结果显示，第一阶段的 F 统计量为 344.444（超过 10），而且 F 统计量的 P 值为 0.000，说明本章选取的工具变量不是弱工具变量，将社会资本的社区平均值（除自己外）作为工具变量满足与

内生解释变量（社会资本指数）相关的假定条件。而且该工具变量
是（除自己外）社区层面的指标，也满足外生性的假定条件。本章
内生解释变量的个数与工具变量的个数相等，能恰好识别，因而无
须进行过度识别检验。由于内生性问题同样在分位数回归模型中存
在，本章同时建立了工具变量分位数回归模型对内生性进行处理。

表 6.4 中的内生性处理结果显示，社会资本对老年人抑郁程度
的影响在 1% 的水平下都显著为负。模型 13 至模型 18 中社会资本指
数的系数分别为 -16.135、-10.880、-12.233、-14.230、-16.929、
-19.346，与对应的模型 7 至模型 12 相比，各个系数的绝对值都明
显变大，说明如若没有对内生性进行处理，会低估社会资本对老年
人的健康促进效应。但是，系数绝对值表现为不断变大的趋势，说
明老年人抑郁程度越高，社会资本对其影响越大，可能是因为抑郁
程度较高的老年人更加缺乏关爱与支持。

表 6.4　工具变量回归结果

变量	模型 13	模型 14	模型 15	模型 16	模型 17	模型 18
	2SLS	IV 10%	IV 25%	IV 50%	IV 75%	IV 90%
社会资本指数	-16.135***	-10.880***	-12.233***	-14.230***	-16.929***	-19.346***
	(3.595)	(3.831)	(3.377)	(3.265)	(4.174)	(5.572)
控制变量	已控制	已控制	已控制	已控制	已控制	已控制
常数项	17.726***	5.982***	9.925***	15.745***	23.611***	30.655***
	(1.225)	(1.209)	(1.072)	(1.174)	(1.737)	(2.405)
N	6357	6357	6357	6357	6357	6357

注：模型 13 中括号内数据为稳健标准误；模型 14 至模型 18 中括号内数据为标准误；***
表示在 1% 的水平下显著。

3. 稳健性检验

本章使用变异系数法对社会资本各个构成要素重新赋权，进行稳
健性检验。表 6.5 中的稳健性检验结果显示：模型 19 至模型 24 中，

替换后的社会资本指数的系数分别为 -5.376、-2.382、-3.627、-6.260、-5.963、-5.734，至少在 5% 的水平下显著为负，说明本章研究结果具有稳健性。

表 6.5 稳健性检验结果

变量	模型 19	模型 20	模型 21	模型 22	模型 23	模型 24
	OLS	10%	25%	50%	75%	90%
社会资本指数	-5.376*** (0.878)	-2.382** (0.961)	-3.627*** (0.876)	-6.260*** (1.211)	-5.963*** (1.522)	-5.734*** (2.135)
控制变量	已控制	已控制	已控制	已控制	已控制	已控制
常数项	18.483*** (1.185)	6.005*** (1.257)	9.805*** (1.285)	17.116*** (1.512)	28.300*** (2.184)	32.044*** (2.358)
R^2/伪 R^2	0.1632	0.0490	0.0712	0.0992	0.1096	0.1070
N	6357	6357	6357	6357	6357	6357

注：模型 19 中括号内数据为稳健标准误，度量拟合优度的统计量为 R^2；模型 20 至模型 24 中括号内数据为 Bootstrap 标准误，抽样次数为 500 次，度量拟合优度的统计量为伪 R^2；***、** 分别表示在 1%、5% 的水平下显著。

4. 异质性分析

本部分接着分析社会资本对老年人抑郁程度的异质性。表 6.6 的城乡异质性结果表明：社会资本对农村老年人和城镇老年人抑郁程度的影响系数分别为 -3.935、-5.568，且都在 1% 的水平下显著，社会资本对城镇老年人抑郁程度的影响大于农村老年人。农村地区的基础公共设施建设水平与城镇地区差距较大，老年人的社会活动空间有限，社会参与类型较少且参与水平较低。城镇老年人可以享受到较好的居民和社区养老服务，接受较高水平的社会支持，然而很多农村缺乏养老服务，农村老年人接受的社会支持较少。此外，农村的医疗卫生服务水平较低。故而，农村老年人较低的社会资本决定了其社会资本的心理健康促进效应不及城镇老年人。

表 6.6　社会资本对老年人抑郁程度影响的城乡异质性

变量	农村	城镇
	模型 25	模型 26
社会资本指数	-3.935*** (1.207)	-5.568*** (1.179)
控制变量	已控制	已控制
常数项	18.559*** (1.570)	17.332*** (1.877)
F 值	37.99***	23.62***
R²	0.1413	0.1514
N	3824	2533

注：括号内数据为稳健标准误；*** 表示在1%的水平下显著。

表 6.7 的区域异质性结果表明：社会资本对西部地区、中部地区和东部地区老年人抑郁程度的影响系数分别为 -4.895、-4.450、-5.132，且都在1%的水平下显著，社会资本对东部地区老年人抑郁程度的影响大于中部、西部地区老年人。东部地区自改革开放以来经济发展一直较快，社会资本赖以生存的土壤更加滋润，发挥作用的环境也更加有利，因此社会资本对东部地区老年人抑郁程度的影响最大。

表 6.7　社会资本对老年人抑郁程度影响的区域异质性

变量	西部地区	中部地区	东部地区
	模型 27	模型 28	模型 29
社会资本指数	-4.895*** (1.559)	-4.450*** (1.464)	-5.132*** (1.379)
控制变量	已控制	已控制	已控制
常数项	16.653*** (2.049)	20.364*** (2.361)	17.042*** (2.012)

变量	西部地区	中部地区	东部地区
	模型 27	模型 28	模型 29
F 值	28.30***	22.55***	20.69***
R^2	0.1607	0.1462	0.1415
N	2123	2145	2089

注：括号内数据为稳健标准误；*** 表示在 1% 的水平下显著。

5. 中介效应分析

本节最后以经济资本和休闲支出为中介变量，建立结构方程模型，分析社会资本影响老年人抑郁程度的机制。表 6.8 中模型 30 的中介效应回归结果显示：社会资本对经济资本的影响系数为 4.828，在 1% 的水平下显著为正；社会资本和经济资本对休闲支出的影响系数分别为 1.907、0.044，都在 1% 的水平下显著为正，社会资本和经济资本都能增加老年人的休闲支出；社会资本、经济资本、休闲支出对抑郁程度的影响系数分别为 -3.938、-0.121、-0.197，都在 1% 的水平下显著为负，社会资本、经济资本和休闲支出都能降低老年人的抑郁程度。

表 6.8　社会资本对老年人抑郁程度影响的中介效应回归结果

变量	模型 30		
	经济资本	休闲支出	抑郁程度
核心解释变量			
社会资本指数	4.828*** （0.462）	1.907*** （0.248）	-3.938*** （0.841）
中介变量			
经济资本		0.044*** （0.006）	-0.121*** （0.025）

变量	模型 30		
	经济资本	休闲支出	抑郁程度
休闲支出			-0.197*** (0.047)
控制变量	已控制	已控制	已控制
常数项	2.217*** (0.662)	-0.483* (0.283)	18.660*** (1.144)
误差方差	11.454 (0.181)	2.511 (0.077)	38.918 (0.678)
N	6357		

注：括号内数据为 Bootstrap 标准误，抽样次数为 500 次；***、*分别表示在 1%、10%的水平下显著。

表 6.9 的结果表明，各个影响路径的效应值都在 1%的水平下显著，且 95%置信区间都不包含 0。社会资本对老年人抑郁程度影响的总效应为-4.938；直接效应为-3.938，占总效应的比例为 79.7%；间接效应为-1.000，占比为 20.3%。在间接效应的各个路径中：社会资本→经济资本→抑郁程度路径的效应值为-0.584，占比为11.8%；社会资本→休闲支出→抑郁程度路径的效应值为-0.375，占比为 7.6%；社会资本→经济资本→休闲支出→抑郁程度路径的效应值为-0.042，占比为 0.9%。上述结果说明经济资本和休闲支出在社会资本对老年人抑郁程度的影响中起到多重链式中介作用。社会资本对老年人的心理健康有直接的保护效应，可以降低其抑郁程度。社会资本具有转换性的特点，能够转换为经济资本，经济资本的增加可以增加老年人对健康的投资，进而降低抑郁症状的发生概率。与经济资本一样，社会资本也能降低老年人的预防性储蓄，增加休闲支出，进而通过各种休闲娱乐活动促进心理健康水平的提高。因而，社会资本也可以通过直接增加休闲支出或转换成经济资本进而

增加休闲支出的渠道来排解抑郁情绪。

表 6.9　社会资本对老年人抑郁程度影响的直接效应、间接效应与总效应

影响路径	效应值	Bootstrap 标准误	95% 置信区间	占比 （%）
直接效应	−3.938***	0.841	[−5.586, −2.290]	79.7
社会资本→抑郁程度				
间接效应	−1.000***	0.180	[−1.354, −0.647]	20.3
社会资本→经济资本→抑郁程度	−0.584***	0.135	[−0.848, −0.319]	11.8
社会资本→休闲支出→抑郁程度	−0.375***	0.105	[−0.581, −0.168]	7.6
社会资本→经济资本→休闲支出→抑郁程度	−0.042***	0.013	[−0.067, −0.017]	0.9
总效应	−4.938***	0.833	[−6.571, −3.306]	100.0

　　注：Bootstrap 抽样次数为 500 次；*** 表示在 1% 的水平下显著。

第七章　互联网使用对老年人口
健康状况的影响

第一节　数据来源、变量设置及模型设定

一　数据来源

本章使用的数据来自 2017 年中国综合社会调查（CGSS），样本来自全国 28 个省份，采用绘图抽样和多阶分层 PPS 抽样相结合的方式得到有效样本共计 12582 份，样本具有很好的代表性。该项目的 A部分（核心模块）提供了受访者的社会人口属性、住房问题、健康、迁移、生活方式、社会态度、阶级认同等，其中包括受访者的互联网使用状况和各项健康状况。本章选取 60 岁及以上老年人口为研究对象，在对变量值存在缺失、无效情况的样本进行删除后，筛选出 3990 份有效样本。

二　变量设置

1. 被解释变量

本章从身体健康和心理健康两个维度来考察老年人的健康状况。结合调查数据的实际情况和有关学者的研究，以自评身体健康状况和客观身体健康状况作为身体健康的衡量指标，以心理健康状况作为心理健康的衡量指标。自评身体健康状况根据问题"您觉得您目

前的身体健康状况是"，将选项中的"很不健康""比较不健康"
"一般"合并为"不健康"，将"比较健康""很健康"合并为"健
康"。客观身体健康状况根据问题"在过去的四周中，由于健康问题
影响到您的工作或其他日常活动的频繁程度是"，将选项中的"总
是""经常""有时"合并为"不健康"，将"很少""从不"合并
为"健康"。心理健康状况根据问题"在过去的四周中，您感到心
情抑郁或沮丧的频繁程度是"，对其变量赋值，参照客观身体健康状
况做同样的处理。

2. 核心解释变量

本章的核心解释变量是"互联网使用"，依据"过去一年，您
对以下媒体（互联网，包括手机上网）的使用情况是"，将其取值
分为"使用"和"不使用"。在进行稳健性检验时，使用"上网"
作为替换的核心解释变量，依据的问题是"过去一年，您是否经常
在空闲时间从事以下活动（上网）"。

3. 控制变量

本章加入个人特征和社会特征作为控制变量，尽可能减少遗漏
变量偏误。个人特征包括性别、年龄、婚姻状况、教育程度、城乡
类型、劳动参与状况、居住类型、房产拥有状况、个人总收入，本
章将年龄、教育程度、个人总收入处理为连续变量。其中，教育程
度分为"小学及以下""初中""高中""大专及以上"；个人
（2016 年）总收入取自然对数。社会特征包括社会信任、社会公平、
生活幸福程度和社会经济地位，本章都将其处理为连续变量。

4. 中介变量

老年人使用互联网主要是为了社交聊天、休闲娱乐、学习充电。
本章把"在过去一年中，您是否经常在您的空闲时间做下面的事情"
中的社交串门频率、休息放松频率、学习充电频率作为"社交频率"
"休闲频率""学习频率"三个中介变量，分别建立模型来考察互联

网使用对老年人健康的影响。

本章变量定义与数据统计如表 7.1 所示。

表 7.1 变量定义与数据统计

变量		变量定义	均值	标准差
被解释变量	自评身体健康	0＝不健康，1＝健康	0.3496	0.4769
	客观身体健康	0＝不健康，1＝健康	0.5140	0.4999
	心理健康状况	0＝不健康，1＝健康	0.6093	0.4880
核心解释变量	互联网使用	0＝不使用，1＝使用	0.2351	0.4241
	上网	0＝不使用，1＝使用	0.2258	0.4182
个人特征	性别	0＝女性，1＝男性	0.4935	0.5000
	年龄	实际年龄	69.2937	7.3001
	婚姻状况	0＝不在婚，1＝在婚	0.7185	0.4498
	教育程度	1＝小学及以下，2＝初中，3＝高中，4＝大专及以上	1.7055	0.9379
	城乡类型	0＝农村，1＝城镇	0.5945	0.4911
	劳动参与状况	0＝不参与，1＝参与	0.2744	0.4463
	居住类型	0＝非独居，1＝独居	0.2043	0.4032
	房产拥有状况	0＝没有，1＝拥有	0.6732	0.4691
	个人总收入	个人总收入的自然对数	8.1261	3.5422
社会特征	社会信任	1＝非常不信任，2＝比较不信任，3＝一般，4＝比较信任，5＝非常信任	3.6338	0.9688
	社会公平	1＝非常不公平，2＝比较不公平，3＝一般，4＝比较公平，5＝非常公平	3.2920	1.0515
	生活幸福程度	1＝非常不幸福，2＝比较不幸福，3＝一般，4＝比较幸福，5＝非常幸福	3.9098	0.8567
	社会经济地位	1＝上层，2＝中上层，3＝中层，4＝中下层，5＝下层	3.8221	0.9006

续表

变量		变量定义	均值	标准差
中介 变量	社交频率	1 = 从不，2 = 很少，3 = 有时， 4 = 经常，5 = 非常频繁	2.6704	1.1362
	休闲频率	1 = 从不，2 = 很少，3 = 有时， 4 = 经常，5 = 非常频繁	3.6113	0.9295
	学习频率	1 = 从不，2 = 很少，3 = 有时， 4 = 经常，5 = 非常频繁	1.7073	1.0595

三　模型设定

首先，本章以老年人的自评身体健康状况、客观身体健康状况、心理健康状况为被解释变量，以互联网使用为核心解释变量，加入个人特征和社会特征作为控制变量，建立二元 Logit 回归模型作为基准回归模型，分析互联网使用对老年人健康的影响，通过替换核心解释变量对模型结果的稳健性进行检验。被解释变量与核心解释变量、控制变量的函数关系式如下：

$$\ln\left(\frac{P_i}{1-P_i}\right) = \alpha + \beta_0 X_i + \sum \beta_j Z_{ij} \tag{7.1}$$

其中，P_i 表示第 i 个老年人健康的概率，$1-P_i$ 表示第 i 个老年人不健康的概率。X_i 是核心解释变量，取值为 1 表示第 i 个老年人使用互联网，取值为 0 表示不使用互联网，β_0 是其系数。Z_{ij} 是第 i 个老年人的第 j 个控制变量，β_j 是各控制变量的系数。α 是常数项。OR 的值为 Exp（β），衡量核心解释变量、控制变量各变化 1 个单位后老年人"健康"与"不健康"发生概率的比值。

由于未被观测的异质性使 Logit 模型无法像线性回归那样对系数直接进行比较，所以本章参照洪岩璧的研究[①]，采用"y^* 标准化"

[①]　洪岩璧：《Logistic 模型的系数比较问题及解决策略：一个综述》，《社会》2015 年第 4 期，第 220～241 页。

方法解决这一问题。这里以潜变量的方式来看待二分类变量，虽然观察到的被解释变量取值是 1（健康）和 0（不健康），但可以将其表示成基于 y^* 的潜变量模型：

$$y_i^* = \delta + \beta_0^* X_i + \sum \beta_j^* Z_{ij} + \varepsilon_i \qquad (7.2)$$

其中，当 $y^* > 0$ 时，$P = 1$；当 $y^* \leqslant 0$ 时，$P = 0$。β_0^* 表示核心解释变量变化一个单位后，被解释变量变化了多少个潜变量 y^* 的标准差单位，可以直接进行比较。

由于互联网使用与否是老年人自己做出的选择，并非随机决定，受个人特征和社会特征等的影响，估计模型可能存在自选择偏误。因此，本章通过倾向得分匹配（PSM）方法处理自选择偏误，以进行稳健性检验。具体模型如下：

$$P_i = P_{0i} + (P_{1i} - P_{0i}) D_i \qquad (7.3)$$

$$ATT_i = E(P_{1i} - P_{0i} \mid D_i = 1) \qquad (7.4)$$

式（7.3）中，D_i 是处理变量，取值为 1 表示个体 i 在处理组，即使用互联网；取值为 0 表示个体 i 在控制组，即不使用互联网。P_{1i}、P_{0i} 分别表示处理组和控制组的估计结果。式（7.4）中，ATT_i 表示互联网使用对老年人健康影响的平均处理效应。

其次，本章基于活动理论、休闲理论和老年再社会化理论，以老年人空闲时间的社交频率、休闲频率、学习频率为中介变量，建立广义结构方程模型（GSEM）分析互联网使用影响老年人健康的机制，中介效应模型如下：

$$\ln\left(\frac{P_i}{1 - P_i}\right) = cX_i + \sum \beta_{1j} Z_{ij} \qquad (7.5)$$

$$M_i = aX_i + \sum \beta_{2j} Z_{ij} + u_i \qquad (7.6)$$

$$\ln\left(\frac{P_i}{1 - P_i}\right) = c_1 X_i + bM_i + \sum \beta_{3j} Z_{ij} \qquad (7.7)$$

本章分三步构建中介效应模型。其中，P_i 表示第 i 个老年人健康的概率，$1-P_i$ 表示第 i 个老年人不健康的概率，X_i、M_i 分别表示核心解释变量、中介变量。式（7.5）表示被解释变量对核心解释变量的回归方程，式（7.6）表示中介变量对核心解释变量的回归方程，式（7.7）表示被解释变量同时对中介变量和核心解释变量的回归方程。

最后，本章通过分样本回归分析互联网使用对老年人健康影响的异质性。

第二节　实证结果分析

一　不同互联网使用状况下老年人健康状况的描述性分析

老年人中使用互联网的人数为 938 人，占总样本的 23.5%；不使用互联网的人数为 3052 人，占总样本的 76.5%。在使用互联网的老年人中，自评身体健康、客观身体健康、心理健康的比例分别为 46.3%、70.0%、73.7%，而在不使用互联网的老年人中相应的比例分别为31.5%、45.7%、57.0%（据表 7.2 计算）。通过比较不同互联网使用状况下老年人的健康状况发现，使用互联网的老年人的身心健康的比例高于不使用互联网的老年人，互联网使用与老年人的身心健康状况存在正相关关系。

表 7.2　不同互联网使用状况下老年人的健康状况

单位：人，%

互联网使用状况	自评身体健康状况				客观身体健康状况				心理健康状况			
	不健康		健康		不健康		健康		不健康		健康	
	人数	占比	人数	占比	人数	占比	人数	占比	人数	占比	人数	占比
不使用	2091	52.4	961	24.1	1658	41.6	1394	34.9	1312	32.9	1740	43.6
使用	504	12.6	434	10.9	281	7.0	657	16.5	247	6.2	691	17.3

133

二 基准回归分析：互联网使用对老年人健康的影响

本章建立 6 个基准回归模型，在控制其他变量的影响后，分析互联网使用对老年人健康的影响（见表 7.3）。模型 1、模型 2 是老年人自评身体健康状况的回归结果，模型 2 加入了老年人的社会特征后，互联网使用依然具有显著性，且伪决定系数（Pseudo R^2）增大，各控制变量的显著性与模型 1 基本一致，模型显示出较好的稳定性。模型 3、模型 4 是老年人客观身体健康状况的回归结果，模型 5、模型 6 是老年人心理健康状况的回归结果，均可得出类似的结论。

表 7.3　互联网使用对老年人健康影响的二元 Logit 回归结果

变量		自评身体健康状况		客观身体健康状况		心理健康状况	
		模型 1	模型 2	模型 3	模型 4	模型 5	模型 6
		Exp（β）	Exp（β）	Exp（β）	Exp（β）	Exp（β）	Exp（β）
核心解释变量	互联网使用（不使用）	1.316*** (0.147)	1.310** (0.139)	1.547*** (0.225)	1.544*** (0.217)	1.223** (0.106)	1.227** (0.102)
个人特征	性别（女性）	1.257*** (0.122)	1.352*** (0.155)	1.200*** (0.094)	1.289*** (0.127)	1.176** (0.085)	1.281*** (0.123)
	年龄	0.999 (-0.000)	0.990* (-0.005)	0.983*** (-0.009)	0.973*** (-0.013)	1.013** (0.007)	1.002 (0.001)
	婚姻状况（不在婚）	1.122 (0.062)	1.016 (0.008)	1.205** (0.097)	1.093 (0.045)	1.430*** (0.188)	1.299*** (0.130)
	教育程度	1.177*** (0.087)	1.122** (0.059)	1.187*** (0.089)	1.128*** (0.060)	1.229*** (0.108)	1.172*** (0.079)
	城乡类型（农村）	1.354*** (0.162)	1.339*** (0.150)	1.916*** (0.336)	1.913*** (0.324)	1.418*** (0.183)	1.435*** (0.180)
	劳动参与状况（不参与）	1.474*** (0.208)	1.553*** (0.226)	1.265*** (0.122)	1.307*** (0.134)	0.961 (-0.021)	0.985 (-0.008)

续表

变量		自评身体健康状况		客观身体健康状况		心理健康状况	
		模型 1	模型 2	模型 3	模型 4	模型 5	模型 6
		Exp (β)	Exp (β)	Exp (β)	Exp (β)	Exp (β)	Exp (β)
个人特征	居住类型（非独居）	1.060 (0.031)	1.091 (0.045)	1.290** (0.132)	1.340*** (0.146)	1.041 (0.021)	1.083 (0.040)
	房产拥有状况（没有）	1.087 (0.045)	1.061 (0.030)	1.184** (0.087)	1.167** (0.077)	1.037 (0.019)	1.015 (0.008)
	个人总收入	1.038*** (0.020)	1.020* (0.010)	1.053*** (0.027)	1.037*** (0.018)	1.074*** (0.037)	1.057*** (0.028)
社会特征	社会信任		1.069* (0.035)		1.102*** (0.049)		1.044 (0.021)
	社会公平		1.018 (0.009)		0.973 (−0.014)		1.061 (0.029)
	生活幸福程度		1.568*** (0.231)		1.510*** (0.206)		1.826*** (0.300)
	社会经济地位		0.774*** (−0.132)		0.785*** (−0.121)		0.836*** (−0.089)
常数项		0.164***	0.133***	0.683	0.643	0.142***	0.050***
LR chi2		174.560	367.620	394.890	578.140	286.170	581.380
Pseudo R^2		0.034	0.071	0.071	0.105	0.054	0.109

注：①*、**、*** 分别表示在10%、5%、1%的水平下显著；②括号内为 y^* 标准化后的系数 β_0^*。

以老年人的身心健康状况为被解释变量，以互联网使用为核心解释变量的二元 Logit 回归结果表明，互联网使用的标准化系数 β_0^* 均为正，对老年人的自评身体健康状况、客观身体健康状况分别在 5%、1%的水平下有显著的正向影响，对老年人的心理健康状况在 5%的水平下有显著的正向影响。使用互联网的老年人自评身体健康、客观身体健康、心理健康的发生比分别是不使用互联网的老年人的 1.310 倍、1.544 倍、1.227 倍。从标准化系数的比较可以看出互联网使用对老年人身体健康状况的影响大于对心理健康状况的影响，其中对客观身体健康状况的影响更大。老年人一方面可以通过社交软件与家人、朋友聊天，保持与外界良好的沟通，排解孤独，寻求健康帮助等；另一方面可以通过互联网学习到丰富的健康知识，提高健康素养，习得健康的生活习惯，增强防范各种疾病的意识。此外，老年人也可以通过收听或观看网络节目等方式进行休闲娱乐。通过以上三种途径，老年人或许可以提高自身身心健康水平。

个人特征对老年人健康状况的影响：（1）男性的身心健康状况好于女性。与男性相比，女性有较低的劳动参与率，会更多地操持家庭劳务，而且女性的心理更加敏感脆弱，承受能力不及男性，导致其身心健康状况不及男性。（2）年龄对老年人的身体健康状况有负向影响，对心理健康状况的影响不显著。年龄增加使老年人的身体机能下降，身体健康状况变差。（3）有配偶对老年人身体健康状况的影响不显著，对心理健康状况有正向影响。没有配偶的老年人孤独感更甚，生活少了依靠，因而其心理健康状况较差。（4）教育程度对老年人的身心健康状况有正向影响。教育程度高的老年人，由于先前的教育投资而收到更多的回报，包括更高的收入、更多的知识和更好的生活条件等，因而他们的身心健康状况更好。（5）居住在城镇的老年人，身心健康状况更好。在城镇的老年人，享受着更高的生活质量和更好的公共服务，所以身心健康状况更好。（6）劳动参与对老年人的身体健康状况有正向影响，对心理健康状况的影响不显著。仍在工作的老年人，通过劳动参与使身体得到锻炼，身体机能下降速度放缓，其身体健康状况更好。（7）独居对老年人的客观身体健康状况有正向影响，对自评身体健康状况和心理健康状况的影响不显著。独居迫使老年人很多事情不得不亲力亲为，身体得到锻炼，因而其客观身体健康状况更好。（8）拥有房产对老年人的客观身体健康状况有正向影响，对自评身体健康状况和心理健康状况的影响不显著。房产属于老年人资产的一部分，资产更多的老年人有更好的生活条件，因而客观身体健康状况也更好。（9）个人总收入对老年人的身心健康有正向影响。个人总收入越多的老年人，生活条件更好，患病时可以得到更好的治疗及康复，故身心健康状况更好。

社会特征对老年人健康状况的影响：（1）社会信任对老年人的身体健康状况有正向影响，对心理健康状况的影响不显著。对社会信任程度越高的老年人对各种医疗卫生资源的利用程度往往也越高，因此他们的身体健康水平也越高。（2）社会公平对老年人身心健康状况的影响均不显著。（3）对生活越满意的老年人，其身心健康状况越好。老年人身心健康状况是其生活满意度的一个映照，老年人对生活越满意，身心就会越健康。（4）认为自己社会经济地位更高的老年人，其身心健康状况更好。社会经济地位综合衡量了老年人对自身经济状况的评价，对于经济状况好的老年人而言，他们的身心健康状况通常也更好。

三　稳健性检验

1. 替换核心解释变量

在调查问卷中，存在对老年人是否使用互联网的另一个测量指标，即"上网"。空闲时间是否上网从另一个角度反映了老年人使用互联网的状况，因此本章用"上网"替换核心解释变量"互联网使用"，进行稳健性检验。表 7.4 检验结果显示，上网对老年人的自评身体健康状况、客观身体健康状况分别在 5%、1% 的水平下有显著的正向影响，对老年人的心理健康状况在 10% 的水平下有显著的正向影响。通过表 7.3 和表 7.4 的对比可以看出，与对应的基准回归模型（模型 1 至模型 6）相比，模型 7 至模型 12 中"上网"的 OR

值和标准化系数值变化不大，在控制个人特征和社会特征的情况下，模型 10 中的标准化系数值最大，模型 8 次之，模型 12 最小，说明替换核心解释变量后模型的结论与基准回归模型的结论总体一致。

表 7.4　上网对老年人健康影响的稳健性检验

变量		自评身体健康状况		客观身体健康状况		心理健康状况	
		模型 7	模型 8	模型 9	模型 10	模型 11	模型 12
		Exp（β）	Exp（β）	Exp（β）	Exp（β）	Exp（β）	Exp（β）
替换的核心解释变量	上网	1.372*** (0.169)	1.365** (0.160)	1.436*** (0.187)	1.426*** (0.177)	1.214* (0.102)	1.213* (0.096)
控制变量	个人特征	已控制	已控制	已控制	已控制	已控制	已控制
	社会特征		已控制		已控制		已控制
常数项		0.163***	0.132***	0.715	0.689	0.143***	0.050***
LR chi2		177.290	370.190	388.200	571.450	285.830	580.890
Pseudo R²		0.034	0.072	0.070	0.103	0.054	0.109

注：①*、**、***分别表示在 10%、5%、1%的水平下显著；②括号内为 y^* 标准化后的系数 β_0^*。

2. 基于倾向得分匹配方法的检验

前文提到是否使用互联网是老年人自己做出的选择，非随机决定，且受其他因素影响，估计系数可能存在自选择造成的偏误。本章采用倾向得分匹配方法处理这种自选择偏误，使用卡尺内 K 近邻匹配、半径匹配和核匹配三种匹配方法，再次进行稳健性检验。从表 7.5 可以看出，大多数变量的标准偏差在匹配后都低于 5%，同时各变量在控制组和处理组之间的差异在匹配后均不显著，自选择偏误在很大程度上得以消除，样本通过了平衡性检验。

表 7.6 为不同匹配方法下，互联网使用对老年人健康影响的平均处理效应。由于单次匹配的标准误可能有偏，所以本章采用自抽样 Bootstrap 法对其进行调整。根据倾向得分匹配的结果，各种匹配

方法得到的平均处理效应至少在 5% 的水平下是显著的。与不使用互联网的老年人相比，使用互联网的老年人自评身体健康的概率高出 0.074~0.080 个百分点，客观身体健康的概率高出 0.107~0.112 个百分点，心理健康的概率高出 0.059~0.069 个百分点。不同匹配方法下的平均处理效应较为接近，进一步证实了上文研究结果的稳健性。在控制了样本自选择造成的偏误后，互联网使用对老年人身心健康状况的影响虽略有减小，但依然显著为正。

表 7.5 样本平衡性检验

变量		处理组	控制组	标准偏差（%）	偏差缩减（%）	T 值	P 值
性别	匹配前	0.5469	0.4771	14.0	81.0	3.75	0.000
	匹配后	0.5412	0.5545	−2.7		−0.57	0.568
年龄	匹配前	66.8800	70.0360	−46.1	96.7	−11.78	0.000
	匹配后	66.9690	67.0730	−1.5		−0.35	0.723
婚姻状况	匹配前	0.8102	0.6904	28.0	76.4	7.18	0.000
	匹配后	0.8080	0.7797	6.6		1.50	0.133
教育程度	匹配前	2.5576	1.4436	126.6	97.0	36.82	0.000
	匹配后	2.5325	2.5659	−3.8		−0.70	0.482
城乡类型	匹配前	0.8977	0.5013	95.8	99.0	23.01	0.000
	匹配后	0.8959	0.8921	0.9		0.26	0.791
劳动参与状况	匹配前	0.1674	0.3073	−33.3	94.0	−8.47	0.000
	匹配后	0.1681	0.1598	2.0		0.48	0.628
居住类型	匹配前	0.1514	0.2205	−17.8	85.6	−4.60	0.000
	匹配后	0.1529	0.1629	−2.6		−0.58	0.559
房产拥有状况	匹配前	0.7186	0.6592	12.8	86.3	3.39	0.001
	匹配后	0.7169	0.7250	−1.8		−0.39	0.697
个人总收入	匹配前	10.0450	7.5364	82.9	97.3	19.88	0.000
	匹配后	10.0250	9.9565	2.3		0.75	0.455

续表

变量		处理组	控制组	标准偏差 （%）	偏差缩减 （%）	T 值	P 值
社会信任	匹配前	3.4947	3.6766	−18.4	83.1	−5.05	0.000
	匹配后	3.5076	3.4769	3.1		0.65	0.519
社会公平	匹配前	3.0288	3.3729	−32.8	95.2	−8.85	0.000
	匹配后	3.0521	3.0355	1.6		0.33	0.743
生活幸 福程度	匹配前	4.0107	3.8788	16.1	56.0	4.13	0.000
	匹配后	4.0076	3.9495	7.1		1.64	0.100
社会经 济地位	匹配前	3.5458	3.9069	−40.8	95.9	−10.90	0.000
	匹配后	3.5586	3.5735	−1.7		−0.37	0.712

注：本表为卡尺内 K 近邻匹配的检验结果，其他匹配方法也都通过了样本平衡性检验。

表 7.6　倾向得分匹配结果

匹配方法		平均处理效应	Bootstrap 标准误	T 值
自评身体 健康状况	卡尺内 K 近邻匹配	0.080	0.038	2.110[**]
	半径匹配	0.075	0.033	2.290[**]
	核匹配	0.074	0.033	2.270[**]
客观身体 健康状况	卡尺内 K 近邻匹配	0.112	0.034	3.270[***]
	半径匹配	0.107	0.028	3.870[***]
	核匹配	0.107	0.028	3.820[***]
心理健 康状况	卡尺内 K 近邻匹配	0.069	0.032	2.140[**]
	半径匹配	0.059	0.026	2.220[**]
	核匹配	0.059	0.027	2.190[**]

注：①卡尺内 K 近邻匹配设定 K＝4，卡尺值＝0.05；半径匹配设定卡尺值＝0.05；核匹配的核函数和带宽使用其默认值；②[**]、[***]分别表示在 5%、1%的水平下显著；③Bootstrap 抽样次数为 100 次。

四　互联网使用影响老年人健康的机制分析与异质性分析

（一）互联网使用影响老年人健康的机制分析

互联网是一个集多种信息于一体的平台，老年人使用互联网的主要目的是通过社交软件与家人、朋友聊天，通过观看电视、电影、综艺节目或玩棋牌类游戏进行休闲娱乐，以及在网上学习健康知识或能提升自我价值的知识等。因此，本章以活动理论、休闲理论、老年再社会化理论为指导，将老年人空闲时间的社交频率、休闲频率、学习频率作为中介变量分别建立广义结构方程模型（GSEM），分析互联网使用影响老年人健康的机制。从表7.7至表7.9中的系数可以看出，互联网使用对老年人自评身体健康状况影响的总效应为0.0627，通过社交途径的中介效应为0.0027，占4.3%；通过学习途径的中介效应为0.0116，占18.5%。互联网使用对老年人客观身体健康状况影响的总效应为0.0939，通过社交途径的中介效应为0.0026，占2.8%；通过学习途径的中介效应为0.0123，占13.1%。互联网使用对老年人心理健康状况影响的总效应为0.0384，通过社交途径的中介效应为0.0020，占5.2%。

表 7.7　中介变量为社交频率的 GSEM 模型结果

效应		系数	标准误	95%置信区间	P 值
自评身体 健康状况	直接效应	0.0600	0.0207	[0.0195, 0.1005]	0.0040***
	间接效应	0.0027	0.0014	[-0.0001, 0.0055]	0.0590*
	总效应	0.0627	0.0207	[0.0222, 0.1033]	0.0020***
客观身体 健康状况	直接效应	0.0913	0.0211	[0.0500, 0.1326]	0.0000***
	间接效应	0.0026	0.0014	[-0.0001, 0.0054]	0.0630*
	总效应	0.0939	0.0211	[0.0526, 0.1353]	0.0000***
心理健 康状况	直接效应	0.0364	0.0206	[-0.0039, 0.0767]	0.0770*
	间接效应	0.0020	0.0012	[-0.0003, 0.0042]	0.0860*
	总效应	0.0384	0.0206	[-0.0019, 0.0787]	0.0620*

注：*、***分别表示在10%、1%的水平下显著。

表 7.8 中介变量为休闲频率的 GSEM 模型结果

效应		系数	标准误	95%置信区间	P 值
自评身体健康状况	直接效应	0.0631	0.0207	[0.0225, 0.1036]	0.0020***
	间接效应	-0.0003	0.0006	[-0.0015, 0.0008]	0.5530
	总效应	0.0627	0.0207	[0.0222, 0.1033]	0.0020***
客观身体健康状况	直接效应	0.0938	0.0211	[0.0524, 0.1351]	0.0000***
	间接效应	0.0002	0.0003	[-0.0005, 0.0008]	0.6320
	总效应	0.0939	0.0211	[0.0526, 0.1353]	0.0000***
心理健康状况	直接效应	0.0384	0.0206	[-0.0019, 0.0787]	0.0620*
	间接效应	-0.0000	0.0002	[-0.0004, 0.0004]	0.9230
	总效应	0.0384	0.0206	[-0.0019, 0.0787]	0.0620*

注:*、***分别表示在 10%、1%的水平下显著。

表 7.9 中介变量为学习频率的 GSEM 模型结果

效应		系数	标准误	95%置信区间	P 值
自评身体健康状况	直接效应	0.0511	0.0210	[0.0099, 0.0924]	0.0150**
	间接效应	0.0116	0.0040	[0.0037, 0.0195]	0.0040***
	总效应	0.0627	0.0207	[0.0222, 0.1033]	0.0020***
客观身体健康状况	直接效应	0.0817	0.0214	[0.0396, 0.1237]	0.0000***
	间接效应	0.0123	0.0041	[0.0042, 0.0203]	0.0030***
	总效应	0.0939	0.0211	[0.0526, 0.1353]	0.0000***
心理健康状况	直接效应	0.0348	0.0209	[-0.0063, 0.0758]	0.0970*
	间接效应	0.0036	0.0039	[-0.0040, 0.0112]	0.3520
	总效应	0.0384	0.0206	[-0.0019, 0.0787]	0.0620*

注:*、**、***分别表示在 10%、5%、1%的水平下显著。

分析结果表明:(1)互联网使用通过社交途径影响老年人的身

心健康状况。通过使用社交软件与家人、朋友聊天，老年人一方面可以与他们保持联系，维系亲密关系，排解孤独感、舒缓心情，获得健康帮助和情感支持；另一方面可以保持活跃状态和社会参与，获得满足、自尊和健康。（2）互联网使用通过学习途径影响老年人的身体健康状况，不影响心理健康状况。一方面，老年人可以从网上学到丰富的与身体健康相关的知识，帮助他们增强健康意识和提高健康素养，养成健康的生活习惯，并注重防范各种疾病的发生，进而改善生理健康状况；另一方面，老年人可以学习到提升自身价值的知识，顺利实现个人的再社会化，能够适应社会、实现自我价值以及维持健康。而网上关于老年人心理健康的知识可能相对较少，老年人无法通过学习途径改善他们的心理健康状况。此外，互联网使用通过学习途径对老年人身体健康状况的正向影响明显大于通过社交途径产生的影响，这与老年人通过学习途径得到的健康知识更为直接、丰富、有效有关。（3）互联网使用不会通过休闲途径影响老年人的身心健康状况。这可能是因为老年人在休闲娱乐时较少使用互联网，甚至在使用互联网与休闲娱乐之间存在一定程度的排他性。一方面，互联网中专门服务于老年人的休闲娱乐项目少，没有引起老年人足够的兴趣；另一方面，老年人年龄偏大，生理机能下降，使用互联网会消耗一定的精力与体力，反而不利于其休息放松。

（二）互联网使用影响老年人健康的异质性分析

以上分析结果表明，互联网使用可以提高老年人的身心健康水平，但不同老年群体对互联网的使用状况存在明显差异，因而互联网使用对他们健康状况的影响也会不同。表 7.10、表 7.11 分别从年龄和城乡类型两个角度证实了互联网使用对老年人健康的影响存在异质性。

表 7.10 互联网使用对不同年龄段老年人健康状况的影响

变量	60~69 岁			70 岁及以上		
	自评身体 健康状况	客观身体 健康状况	心理 健康状况	自评身体 健康状况	客观身体 健康状况	心理 健康状况
	Exp (β)	Exp (β)	Exp (β)	Exp (β)	Exp (β)	Exp (β)
互联网使用	1.204 (0.095)	1.586*** (0.226)	1.202 (0.090)	1.397** (0.174)	1.373* (0.163)	1.116 (0.056)
常数项	0.076***	0.100***	0.062***	0.050***	0.088***	0.057***
观测值		2335			1655	
LR chi2	249.210	405.020	383.640	129.970	167.800	209.020
Pseudo R^2	0.081	0.126	0.123	0.062	0.073	0.095

注：①*、**、*** 分别表示在 10%、5%、1% 的水平下显著；②括号内为 y^* 标准化后的系数 β_0^*；③各个模型中控制变量均已控制。

表 7.11 互联网使用对不同城乡类型老年人健康状况的影响

变量	农村			城镇		
	自评身体 健康状况	客观身体 健康状况	心理 健康状况	自评身体 健康状况	客观身体 健康状况	心理 健康状况
	Exp (β)	Exp (β)	Exp (β)	Exp (β)	Exp (β)	Exp (β)
互联网使用	1.572* (0.229)	1.479* (0.199)	1.415 (0.176)	1.292** (0.133)	1.551*** (0.225)	1.224* (0.102)
常数项	0.053***	0.154**	0.033***	0.187***	1.753	0.064***
观测值		1618			2372	
LR chi2	172.380	187.100	193.840	187.170	253.360	298.640
Pseudo R^2	0.088	0.087	0.086	0.059	0.079	0.100

注：①*、**、*** 分别表示在 10%、5%、1% 的水平下显著；②括号内为 y^* 标准化后的系数 β_0^*；③各个模型中控制变量均已控制。

互联网使用对 60~69 岁老年人的客观身体健康状况在 1% 的水平下有显著的正向影响；对 70 岁及以上老年人的自评身体健康状况和客观身体健康状况分别在 5%、10% 的水平下有显著的正向影响；对这两个老年群体的心理健康状况的影响都不显著。互联网使用对不同年龄段老年人的身体健康状况的影响存在显著差异，对 60~69 岁老年人客观身体健康状况的正向影响明显大于对 70 岁及以上老年人的影响，这与低年龄段老年人使用互联网难度低因而使用比例更高有关。

互联网使用对居住在农村的老年人的身体健康状况有显著正向影响，对居住在城镇的老年人的身心健康状况都有显著正向影响。居住在城镇的老年人，不仅使用互联网的比例高，享受着更为丰富、细致的互联网服务，而且他们可能更加善于利用互联网进行社交、学习等活动，使互联网使用对居住在城镇的老年人的客观身体健康状况有着更大的正向影响，对心理健康状况也有显著的正向影响。

第八章　居住条件对老年人口
抑郁状况的影响

第一节　数据来源、变量设置及模型设定

一　数据来源

本章所用数据来自中国健康与养老追踪调查（CHARLS）2018年追访数据。该数据包含个人基本信息、家庭状况、健康状况、工作及收入等内容。该调查采用按人口规模成比例的概率抽样（简称PPS抽样），其范围覆盖150个县级单位、450个村级单位、约1万户家庭中的1.70万人。由于本章研究对象为老年人口，年龄取值在60岁及以上，在剔除数据的缺失值和无效值后，最后得到有效样本6834份。

二　变量设置

本章的因变量为老年人抑郁状况，选取了CHARLS 2018年数据中的抑郁量表来测量老年人的抑郁状况。该抑郁量表共包含10个问题，每个问题有4个选项，其中，1代表"很少"，4代表"大多数"。具体问题分别为"我因一些小事而烦恼""我在做事时很难集中精力""我感到情绪低落""我觉得做任何事都很费

劲""我对未来充满希望""我感到害怕""我的睡眠不好""我很愉快""我感到孤独""我觉得我无法继续我的生活"。本章先将所有正向指标问题负向处理后，将所有问题得分进行汇总，得到的总分即为老年人的抑郁状况得分，并且分数越高代表老年人的抑郁程度越高。在统一量表各指标的方向后，本章通过量表信度检验得出，处理后抑郁量表的内部一致性信度系数为 0.807，符合可靠性检验要求。

本章的核心自变量为居住条件。CHARLS 2018 年数据中关于居住条件的问题较多，本章综合考虑其他学者的相关研究和所用数据的实际情况，共选出 13 个与居住条件相关的问题，即住房建成年限；房内是否有厕所；房内是否有电；房内是否有自来水；房内是否有天然气或管道煤气；房内是否带供暖设施；房内是否装电话；房内是否装宽带；房内是否有空气净化器；住房是否为钢筋混凝土或砖木结构；住房是否为楼房；房内是否有无障碍通道；房内有无洗澡设施。进一步通过量表信度检验得出，本章构建的居住条件量表的内部一致性信度系数为 0.693，不符合可靠性检验要求。因此，本章最终利用指标赋权后加总的方式来构建居住条件变量，并且得分越高则表示居住条件越好。

为了更加真实地得出居住条件对老年人抑郁状况的影响方向和大小，本章基于现有研究成果和所用数据实际情况，共选出个体特征变量和社会经济特征变量两类控制变量。其中，个体特征变量包括年龄、性别、户口、居住地、15 岁前健康状况、健康变化；社会经济特征变量包括医疗服务满意度、目前婚姻状态、受教育水平、有无社交参与、有无宗教信仰、有无工资收入、有无养老金、生活满意度。以上控制变量均进行了有效处理，具体赋值情况如表 8.1 所示。

表 8.1 变量描述

变量	赋值	最小值	最大值	均值	标准差
因变量					
抑郁状况	分数越高，抑郁程度越高	10	40	18.699	6.658
自变量					
居住条件	分数越高，居住条件越好	0.001	0.987	0.238	0.159
控制变量					
个体特征					
年龄	实际年龄（岁）	60	95	68.111	6.125
性别	0＝女性；1＝男性	0	1	0.523	0.500
户口	0＝农业户口；1＝非农业户口	0	1	0.233	0.423
居住地	0＝农村；1＝城镇	0	1	0.260	0.439
15 岁前健康状况	赋值越高，健康状况越好	1	5	3.287	1.122
健康变化	1＝变差；2＝不变；3＝变好	1	3	1.568	0.646
社会经济特征					
医疗服务满意度	赋值越高，医疗服务满意度越高	1	5	3.334	1.123
目前婚姻状态	0＝无配偶；1＝有配偶	0	1	0.834	0.372
受教育水平	1＝小学以下；2＝小学；3＝初中；4＝高中及以上	1	4	1.902	1.044
有无社交参与	0＝无；1＝有	0	1	0.513	0.500
有无宗教信仰	0＝无；1＝有	0	1	0.105	0.307
有无工资收入	0＝无；1＝有	0	1	0.142	0.349
有无养老金	0＝无；1＝有	0	1	0.801	0.399
生活满意度	赋值越高，生活满意度越高	1	5	3.306	0.772
工具变量					
室内温度	赋值越高，室内温度越高	1	5	3.131	0.424
室内整洁度	赋值越高，室内整洁度越高	1	5	3.073	1.112

资料来源：根据 2018 年中国健康与养老追踪调查（CHARLS 2018）数据计算整理得到。后文图表资料来源同表 8.1。

此外，本章利用异方差稳健的 DWH 检验得出的 P 值为 0.000，因而在 1% 的显著性水平下拒绝原假设，即得出居住条件变量为内生解释变量。对此，本章利用两阶段最小二乘法来处理内生性问题，该方法需要加入相应的工具变量，且有效的工具变量需要同时满足相关性和外生性的条件。基于此，本章选择 CHARLS 2018 年数据中由访问员自己记录的受访者室内温度和室内整洁度两个变量作为工具变量。室内温度较高的住房通常具备较好的保暖设施，或者建成时间较晚，因而其现代化程度较高，整体质量也偏高。室内整洁度可以反映出受访者对住房的重视程度，整洁程度越高则越可能采取措施维护和改善居住条件，因此本章选取的这两个工具变量均满足相关性要求。此外，室内温度和室内整洁度均由访问员通过自身感受记录，是从旁观者的角度对房屋的整体状况做出的评价，与受访者抑郁状况的相关性低，因此满足外生性要求。根据相关研究，本章将这两个工具变量进行有效处理，即室内温度变量处理为赋值越高代表室内温度越高，室内整洁度变量处理为赋值越高代表室内越整洁。此外，本章还分别对这两个工具变量进行了过度识别检验和弱工具变量检验，其结果将在后文详细介绍。

三　模型设定

1. 构建核心自变量

通过熵权法构建本章的核心自变量居住条件。首先，对原始数据进行标准化处理。

$$X'_{ij} = \frac{X_{ij} - \min(X_{ij})}{\max(X_{ij}) - \min(X_{ij})} \tag{8.1}$$

其中，X_{ij} 是指 CHARLS 2018 年数据中每个人 13 个与居住条件相关的指标赋值，且 $i = 1, 2, 3, \cdots, 6834$；$j = 1, 2, 3, \cdots, 13$。

然后，运用熵权法确定指标权重。第一步，计算第 j 个指标下第

i 个调查对象的评价指标的比重 P_{ij}：

$$P_{ij} = \frac{X'_{ij}}{\sum_{i=1}^{6834} X'_{ij}} \quad (8.2)$$

第二步，计算第 j 个评价指标的熵值 E_j：

$$E_j = -\frac{1}{\ln 6834} \sum_{i=1}^{6834} P_{ij} \ln(P_{ij}) \quad (8.3)$$

第三步，计算第 j 个评价指标的权重 ω_j：

$$\omega_j = \frac{1 - E_j}{\sum_{j=1}^{13} (1 - E_j)} \quad (8.4)$$

最后，计算第 i 个调查对象的居住条件变量得分 $Score_i$：

$$Score_i = \sum_{j=1}^{13} \omega_j X'_{ij} \quad (8.5)$$

2. 基准模型

由于因变量老年人抑郁状况为连续变量，故构建多元线性回归模型，具体公式如下：

$$Y = \beta_0 + \beta_1 X_1 + \sum \beta_k X_k + \varepsilon \quad (8.6)$$

其中，Y 为老年人抑郁状况，β_0 为截距，β_1 为居住条件的回归系数，X_1 为居住条件，X_k 为本章选用的控制变量，β_k 为控制变量的回归系数，ε 为残差项。

由于自变量居住条件变量为内生变量，为了解决模型的内生性问题以使模型能够更加准确地估计相关影响系数，本章采用两阶段最小二乘法，具体步骤如下。第一阶段，用内生自变量居住条件对工具变量室内温度和室内整洁度进行回归，并得到其拟合值，即：

$$X_1 = \alpha_1 M_1 + \alpha_2 M_2 + \sum \gamma_k X_k + \mu \qquad (8.7)$$

$$\widehat{X_1} = \alpha_1 M_1 + \alpha_2 M_2 + \sum \gamma_k X_k \qquad (8.8)$$

其中，$\widehat{X_1}$ 为居住条件的拟合值，M_1 为室内温度，M_2 为室内整洁度，α_1 和 α_2 分别为室内温度和室内整洁度的回归系数，μ 为残差项。

第二阶段，用老年人抑郁状况对居住条件的拟合值进行回归，即：

$$Y = \delta \widehat{X_1} + \sum \theta_k X_k + \upsilon \qquad (8.9)$$

其中，δ 为居住条件拟合值的回归系数，θ_k 为控制变量的回归系数，υ 为残差项。

3. 进一步分析策略

由于在多元回归模型中，自变量对因变量的条件期望的影响实质上表示为均值回归形式，而如果因变量的条件分布不是对称分布，则条件期望很难反映条件分布的全部信息，故本章构建分位数回归模型，具体公式如下：

$$Y = \beta_0^{(p)} + \beta_1^{(p)} X_1 + \sum \beta_k^{(p)} X_k + \varepsilon^{(p)} \qquad (8.10)$$

其中，p（$0 < p < 1$）表示老年人抑郁状况的数值小于第 p 分位数的比例。

为了深入研究居住条件对老年人抑郁状况的影响的估计值是否稳定，本章构建门槛回归模型，具体公式如下。

单一门槛回归模型：

$$Y = \beta_0 + \beta_1 I(z \leq \lambda) + \beta_2 I(z > \lambda) + \sum \beta_k X_k + \varepsilon \qquad (8.11)$$

双重门槛回归模型：

$$Y = \beta_0 + \beta_1 I(z \leq \lambda_1) + \beta_2 I(\lambda_1 < z \leq \lambda_2) + \beta_3 I(z > \lambda_2) + \sum \beta_k X_k + \varepsilon$$

$$(8.12)$$

其中，z 表示门槛变量，本章将年龄变量设置为门槛变量，β_1、β_2、β_3 表示不同门槛区间内的居住条件变量的系数，λ、λ_1、λ_2 表示门槛值，X_k 包括所有控制变量，$I(\cdot)$ 是示性函数。

第二节　实证结果分析

一　居住条件对老年人抑郁状况的影响

如表 8.1 所示，老年人抑郁状况得分均值为 18.699 分（最低分为 10 分，最高分为 40 分），中位数为 17 分，可知本章中的老年人抑郁程度偏低。居住条件均值为 0.238 分（最低分为 0.001 分，最高分为 0.987 分），中位数为 0.210 分，可知老年人的居住条件水平偏低，且有待提高。

由于因变量老年人抑郁状况为连续变量，所以本章选用多元线性回归模型进行分析。首先，利用怀特检验查看模型异方差情况，检验结果显示，P 值小于 0.01，故本章构建的多元线性回归模型存在异方差情况。对此本章采用"OLS+稳健标准误"的方法进行多元线性回归分析，该方法能够有效处理模型存在的异方差问题。

其次，检验包括控制变量在内的所有变量之间的多重共线性。一般而言，如果方差膨胀因子（VIF）大于 3，说明变量之间存在多重共线性，存在某一变量可以由其他变量线性表示的情况。根据检验结果可知，所有变量的方差膨胀因子均小于 2，说明本章选取的变量之间不存在多重共线性问题。

最后，由于 DWH 检验值在 1% 的显著性水平下拒绝原假设，所以本章选取的核心自变量居住条件存在内生性问题。对此，本章利用两阶段最小二乘法来处理模型存在的内生性问题。为了检验选取的工具变量的有效性，本章先对室内温度和室内整洁度两个工具变量进行过度识别检验，检验结果显示，P 值为 0.606，故接受原假设，说明室内温度和室内整洁度两个工具变量通过了过度识别检验；再对室内温度和室内整洁度两个工具变量进行弱工具变量检验，检验结果显示，F 值为 131.888（大于临界值 10），说明室内温度和室内整洁度两个工具变量与内生自变量居住条件之间存在较强的相关性。

模型的最终结果如表 8.2 所示，在普通最小二乘回归模型中，在加入控制变量之前，居住条件的系数为 -7.584，且对老年人抑郁状况的负向影响显著。在加入控制变量之后，居住条件的系数变为 -3.183，且对老年人抑郁状况的负向影响显著。此时居住条件得分每提高 1 个单位，老年人抑郁状况得分减少 3.183 个单位，说明在有效控制其他因素干扰的情况下，居住条件越好则老年人的抑郁程度越低。

表 8.2　基准回归分析结果

变量	OLS（1）	OLS（2）	2SLS（3）	2SLS（4）
居住条件	-7.584***（0.460）	-3.183***（0.513）	-19.511***（1.698）	-16.397***（2.805）
年龄		-0.016（0.012）		-0.008（0.013）
性别（参照组＝女性）		-1.423***（0.150）		-1.708***（0.170）
户口（参照组＝农业户口）		-0.654***（0.229）		-0.140（0.256）
居住地（参照组＝农村）		-0.374*（0.226）		1.408***（0.439）

续表

变量	OLS (1)	OLS (2)	2SLS (3)	2SLS (4)
15 岁前健康状况		-0.250*** (0.062)		-0.238*** (0.065)
健康变化（参照组＝变差）				
健康不变		-2.800*** (0.148)		-2.646*** (0.156)
健康变好		-2.282*** (0.254)		-2.190*** (0.275)
医疗服务满意度		-0.220*** (0.064)		-0.257*** (0.070)
目前婚姻状态（参照组＝无配偶）		-1.015*** (0.194)		-0.835*** (0.217)
受教育水平（参照组＝小学以下）				
小学		-0.864*** (0.182)		-0.698*** (0.198)
初中		-1.450*** (0.207)		-1.009*** (0.225)
高中及以上		-1.933*** (0.262)		-0.982*** (0.323)
有无社交参与（参照组＝无）		-0.522*** (0.141)		-0.266* (0.158)
有无宗教信仰（参照组＝无）		-0.304 (0.226)		-0.345 (0.239)
有无工资收入（参照组＝无）		-1.291*** (0.205)		-1.256*** (0.204)
有无养老金（参照组＝无）		-0.109 (0.175)		0.043 (0.187)

续表

变量	OLS （1）	OLS （2）	2SLS （3）	2SLS （4）
生活满意度		−2.884*** （0.093）		−2.741*** （0.108）
常数项	20.503*** （0.144）	36.014*** （0.941）	23.339*** （0.418）	37.073*** （1.020）
样本量	6834	6834	6834	6834
R²	0.033	0.282	0.000	0.212
Prob>chi2	0.000	0.000	0.000	0.000

注：①***、**、*分别表示在1%、5%、10%的水平下显著；②括号内数据为稳健标准误。后文同。

在两阶段最小二乘回归模型中，在加入控制变量之前，居住条件的系数为−19.511，且对老年人抑郁状况的负向影响显著。在加入控制变量之后，居住条件的系数变为−16.397，且对老年人抑郁状况的负向影响显著。这说明在有效改善模型的内生性问题后，居住条件得分每提高1个单位，则老年人抑郁状况得分减少16.397个单位。相较普通最小二乘回归结果，居住条件对老年人抑郁状况的影响提高了4.15倍，表明在有效改善模型的内生性问题后，居住条件对老年人抑郁状况的影响效果更加明显。这一结论与本章前面的理论机制分析结果正好吻合，说明良好的居住条件在有效满足老年人的基本生存和养老需求下，能够缓解老年人的抑郁状况。良好的居住条件意味着住房的适老化和现代化程度较高，内部基础设施较为完备，这不仅有利于消除住房内部影响健康安全的巨大隐患，能够降低老年人身心健康受到外力破坏的风险系数，而且有利于减少因改善自身抑郁状况而产生的健康投资成本，最终能够有效增强老年人缓解甚至避免抑郁的能力。

二 稳健性检验

为了验证上述模型结果的可靠性和稳健性，本章采用分样本回归法进行稳健性检验。分样本回归的操作步骤为：首先将总样本按照城乡属性进行分类，以此分为城镇和农村两个子样本；其次将两个子样本分别通过"OLS+稳健标准误"的方式进行多元回归分析，以此检验本章的基本结论是否成立。根据表8.3可知，居住条件对老年人抑郁状况的影响显著为负，即良好的居住条件可以有效缓解老年人的抑郁状况，且良好的居住条件对农村老年人抑郁状况的缓解效果更明显。这与基准回归结果保持一致。

表8.3 稳健性检验结果

变量	OLS 城镇老年人	OLS 农村老年人
居住条件	-2.648^{***} （0.683）	-3.561^{***} （0.706）
控制变量	控制	控制
常数项	32.729^{***} （1.810）	37.159^{***} （1.132）
样本量	1775	5059
R^2	0.270	0.268
Prob>chi2	0.000	0.000

三 分位数回归分析

为了进一步检验在不同条件分布下居住条件对老年人抑郁状况影响的完整特征，本章利用分位数回归模型进行分析。为了增强研究的严谨性和科学性，在借鉴相关研究的基础上，本章选用10%分位数、25%分位数、50%分位数、75%分位数和90%分位数作为老年人抑郁状况的条件分布值。根据表8.4可知，从10%分位数到90%分位数，居住条件对老年人抑郁状况均有显著负向影响，其影响系数分别为 -1.411、-2.742、-3.018、-3.585和-5.719，可见居住条件对老年人抑郁状况的缓解程度递增，其中居住条件对老年人抑郁状况在90%分位数处的改善效果最为明显。上述研究结果表明，居住条件是影响老年人抑郁状况的重要因素，良好的居住条件不仅能够缓解老年人的抑郁状况，而且对于不同抑郁程度的老年人的影响效果差异明显，即老年人的抑郁程度越高，则居住条件的缓解作用越明显。

表8.4 分位数回归结果

变量	10%	25%	50%	75%	90%
居住条件	-1.411*** (0.524)	-2.742*** (0.565)	-3.018*** (0.615)	-3.585*** (0.829)	-5.719*** (1.087)
年龄	0.003 (0.013)	-0.003 (0.013)	-0.002 (0.015)	-0.006 (0.020)	-0.036 (0.026)
性别（参照组=女性）	-0.493*** (0.154)	-1.113*** (0.166)	-1.451*** (0.180)	-1.565*** (0.243)	-1.842*** (0.319)
户口（参照组=农业户口）	-0.528** (0.234)	-0.547** (0.253)	-0.781*** (0.275)	-1.156*** (0.371)	-0.685 (0.486)
居住地（参照组=农村）	-0.043 (0.230)	-0.340 (0.248)	-0.398 (0.271)	-0.294 (0.365)	0.217 (0.478)
15岁前健康状况	-0.141** (0.063)	-0.235*** (0.068)	-0.347*** (0.074)	-0.351*** (0.100)	-0.125 (0.130)
健康变化（参照组=变差）					
健康不变	-1.324*** (0.151)	-1.869*** (0.163)	-2.810*** (0.177)	-3.560*** (0.239)	-4.068*** (0.313)

续表

变量	10%	25%	50%	75%	90%
健康变好	−1.305*** (0.260)	−1.884*** (0.280)	−2.373*** (0.305)	−2.712*** (0.411)	−2.659*** (0.539)
医疗服务满意度	−0.230*** (0.066)	−0.327*** (0.071)	−0.260*** (0.077)	−0.296*** (0.104)	−0.219 (0.136)
目前婚姻状态 (参照组＝无配偶)	−0.253 (0.198)	−0.598*** (0.214)	−0.910*** (0.233)	−1.286*** (0.314)	−1.950*** (0.412)
受教育水平 (参照组＝小学以下)					
小学	−0.320* (0.186)	−0.679*** (0.201)	−0.829*** (0.219)	−1.293*** (0.295)	−1.338*** (0.386)
初中	−0.313 (0.211)	−0.598*** (0.228)	−1.164*** (0.248)	−2.145*** (0.335)	−3.069*** (0.438)
高中及以上	−0.610** (0.267)	−1.117*** (0.288)	−1.602*** (0.314)	−2.644*** (0.424)	−3.458*** (0.555)
有无社交参与 (参照组＝无)	−0.248* (0.144)	−0.151 (0.155)	−0.326* (0.169)	−0.792*** (0.228)	−0.791*** (0.299)
有无宗教信仰 (参照组＝无)	0.196 (0.231)	−0.319 (0.249)	−0.193 (0.271)	−0.285 (0.365)	−0.664 (0.479)
有无工资收入 (参照组＝无)	−0.636*** (0.210)	−0.933*** (0.226)	−1.090*** (0.246)	−1.365*** (0.332)	−2.125*** (0.435)
有无养老金 (参照组＝无)	−0.302* (0.179)	−0.088 (0.193)	−0.241 (0.210)	−0.147 (0.283)	0.155 (0.371)
生活满意度	−1.607*** (0.096)	−2.118*** (0.103)	−3.042*** (0.112)	−3.212*** (0.151)	−3.172*** (0.197)
常数项	20.669*** (0.961)	27.015*** (1.036)	35.028*** (1.129)	41.841*** (1.522)	48.389*** (1.993)
样本量	6834	6834	6834	6834	6834
R^2	0.083	0.113	0.161	0.189	0.197

四　门槛回归分析

年龄特征是老年人重要的生理表现。不同年龄段的老年人经历的社会变迁不同，身体素质下降的速度不同，对新生事物的学习能力不同，对生死观念的看法不同，因而在对自身抑郁状况的影响因素方面具有不同的反映。因此，本章利用门槛回归模型，初步判断居住条件对老年人抑郁状况影响的系数估计值是否稳定，进而分析居住条件对不同年龄段老年人抑郁状况的影响程度及方向。在使用门槛回归模型计算居住条件对不同年龄段老年人抑郁状况的影响系数之前，需要首先对模型进行门槛存在与否以及存在数量的检验。根据表 8.5 可知，本章构建的门槛回归模型中只有单一门槛回归模型通过显著性检验，同时得到单一门槛回归模型的门槛估计值为 64 岁。根据表 8.6 可知，居住条件对老年人抑郁状况影响的系数估计值存在差异。在 60~64 岁年龄段中，居住条件对老年人抑郁状况的影响显著，且系数为-2.387。这说明对于该年龄段老年人而言，居住条件得分每提高 1 个单位，则老年人抑郁状况缓解 2.387 个单位。在 64 岁以上年龄段中，居住条件对老年人抑郁状况同样有显著影响，且系数为-3.398。这说明对于该年龄段老年人而言，居住条件每提高 1 个单位，则老年人抑郁状况缓解 3.398 个单位。可见年龄因素在居住条件对老年人抑郁状况的影响中具有重要作用，其中良好的居住条件对 64 岁以上老年人抑郁状况的影响更大、效果更明显。

表 8.5　门槛回归模型检验

模型	F 值	P 值	Bootstrap 次数	1%	5%	10%	门槛值
单一门槛	3.152*	0.093	300	7.166	4.057	3.101	64 岁
双重门槛	0.875	0.343	300	5.959	3.859	2.643	

表 8.6 单一门槛回归结果

变量	系数
居住条件（60~64 岁）	−2.387 *** （−3.520）
居住条件（64 岁以上）	−3.398 *** （−6.440）
性别（参照组＝女性）	−1.451 *** （−9.770）
户口（参照组＝农业户口）	−0.652 *** （−2.850）
居住地（参照组＝农村）	−0.368 （−1.630）
15 岁前健康状况	−0.248 *** （−4.030）
健康变化（参照组＝变好）	
健康变差	2.284 *** （8.980）
健康不变	−0.522 ** （−2.020）
医疗服务满意度	−0.217 *** （−3.390）
目前婚姻状态（参照组＝无配偶）	−0.986 *** （−5.220）
受教育水平	−0.686 *** （−8.810）
有无社交参与（参照组＝无）	−0.517 *** （−3.680）
有无宗教信仰（参照组＝无）	−0.307 （−1.360）

变量	系数
有无工资收入（参照组=无）	-1.273*** (-6.270)
有无养老金（参照组=无）	-0.102 (-0.580)
生活满意度	-2.884*** (-30.930)
常数项	33.230*** (65.160)
样本量	6834
R^2	0.282
F 值	167.500

注：受教育水平变量作为虚拟变量纳入模型时，所得结果与此相近，为了简化，这里未以虚拟变量形式纳入。

第九章　多维能源贫困对老年人口
抑郁状况的影响

第一节　数据来源、变量设置及模型设定

一　数据来源

本章数据来源于 2018 年中国健康与养老追踪调查（CHARLS），它是由北京大学国家发展研究院主持、北京大学中国社会科学调查中心执行的一项跨学科调查。该调查旨在收集一套代表中国 45 岁及以上中老年人家庭和个人的高质量微观数据，用以分析中国人口老龄化问题，推动老龄化问题的跨学科研究。该调查包含老年人的个人特征、健康状况、能源贫困状况和其他状况，能很好地满足本章研究的需要。本章选取 60 岁及以上老年人为研究对象，在剔除变量存在缺失值的样本后，最终得到 6222 份有效样本。

二　变量设置

1. 被解释变量

被解释变量为老年人的抑郁程度，由抑郁量表（CES-D）反映，包括"我因一些小事而烦恼""我在做事时很难集中精力""我感到情绪低落""我觉得做任何事都很费劲""我对未来充满希望""我

感到害怕""我的睡眠不好""我很愉快""我感到孤独""我觉得我无法继续我的生活"共 10 个问题。本章对其中 8 个反映消极情绪的问题，依据"很少或者根本没有 = 0，不太多 = 1，有时或者说有一半的时间 = 2，大多数的时间 = 3"的方式进行赋值，对"我对未来充满希望""我很愉快"这 2 个反映积极情绪的问题则进行反向赋值，最后加总 10 个问题的取值得到抑郁程度的评分，取值范围为 0～30。抑郁评分越高，表示抑郁程度越高，心理健康状况越差。

2. 核心解释变量

核心解释变量为老年人的多维能源贫困指数（MEPI），包含出行、衣着、居住、娱乐、烹饪等维度，由 10 个反映老年人能源贫困状况的虚拟变量通过熵权法构建，包括"是否拥有汽车""是否拥有冰箱（冰柜）""是否拥有洗衣机""是否拥有电视""是否拥有电脑（平板）""是否拥有空调""是否拥有空气净化器""是否拥有洗澡设施""是否拥有供暖设施""做饭用的主要燃料是否为清洁能源"。对每一个维度，根据"是 = 0，否 = 1"的方式进行赋值。多维能源贫困指数越大，表示老年人遭受的能源贫困程度越深。表 9.1 展示了每个维度的数据统计和权重。

表 9.1　能源贫困每个维度的数据统计和权重

变量	是	否	权重
拥有汽车	295 （4.74）	5927 （95.26）	0.0068
拥有冰箱 （冰柜）	4688 （75.35）	1534 （24.65）	0.1965
拥有洗衣机	4180 （67.18）	2042 （32.82）	0.1563
拥有电视	5333 （85.71）	889 （14.29）	0.2730
拥有电脑 （平板）	648 （10.41）	5574 （89.59）	0.0154
拥有空调	2175 （34.96）	4047 （65.04）	0.0603
拥有空气净化器	104 （1.67）	6118 （98.33）	0.0024

续表

变量	是	否	权重
拥有洗澡设施	3690（59.31）	2532（40.69）	0.1261
拥有供暖设施	906（14.56）	5316（85.44）	0.0221
做饭用的主要燃料为清洁能源	3945（63.40）	2277（36.60）	0.1410

注：第2列和第3列中统计的是每个维度的频数（单位：个），括号内为占比（单位：%）。

3. 控制变量

结合已有的类似研究和所用的调查数据，本章选取性别、年龄、婚姻状况、受教育程度、居住地类型、工作状况、日常生活自理能力、自评健康状况、家庭成员数量、是否有医疗保险、是否有养老保险以及居住区域作为控制变量。受教育程度分为小学及以下、初中、高中及以上。工作状况包括无工作、从事农业工作、从事非农工作。居住区域根据地理位置和经济发展水平分为西部地区（含内蒙古、四川、贵州、云南、西藏、陕西、甘肃、青海、宁夏、重庆、新疆、广西）、中部地区（含山西、吉林、黑龙江、安徽、江西、河南、湖北、湖南）、东部地区（含北京、天津、河北、辽宁、上海、江苏、浙江、福建、山东、广东和海南），未统计港澳台。

4. 中介变量

有研究表明，能源贫困影响居民的生活满意度，而生活满意度往往又对居民的抑郁状况有非常重要的影响，因此本章选取生活满意度作为中介变量来检验它在多维能源贫困对老年人抑郁状况的影响中所起到的中介作用。生活满意度的取值范围是1~5，当其取值增大时，满意度降低。

5. 工具变量

由于社区（村）层面指标作为个体指标的工具变量具有一定合理性，所以本章选取"社区（村）层面的多维能源贫困指数"作为工具变量，即社区（村）所有老年人多维能源贫困指数的平均值。其原因在于，社区（村）整体的多维能源贫困状况与老年人个体的多维贫困指数之间有着密切的相关性，但是与抑郁状况之间并没有明显的关联。

表9.2展示了本章变量及数据统计。

表9.2　变量及数据统计

连续变量	平均值	标准差	最小值	最大值
抑郁程度	9.750	6.835	0	30
多维能源贫困指数	0.322	0.261	0	1
年龄	66.678	6.326	60	95
日常生活自理能力	0.772	1.718	0	18
自评健康状况	3.209	0.972	1	5
家庭成员数量	0.849	1.445	0	12
生活满意度	2.748	0.803	1	5
分类变量	类别	频数（个）	占比（%）	平均抑郁程度
性别	女性	3378	54.29	10.594
	男性	2844	45.71	8.748
婚姻状况	无配偶	1227	19.72	11.015
	有配偶	4995	80.28	9.439
受教育程度	小学及以下	4691	75.39	10.360
	初中	957	15.38	8.439
	高中及以上	574	9.23	6.953
居住地类型	农村	3750	60.27	10.678
	城镇	2472	39.73	8.342
工作状况	无工作	3086	49.60	9.665
	农业工作	2738	44.01	10.122
	非农工作	708	11.38	7.881

分类变量	类别	频数（个）	占比（%）	平均抑郁程度
医疗保险	没有	178	2.86	10.522
	有	6044	97.14	9.727
养老保险	没有	578	9.29	10.401
	有	5644	90.71	9.683
居住区域	西部地区	1803	28.98	11.104
	中部地区	2373	38.14	9.808
	东部地区	2046	32.88	8.490

注：由于有些老年人同时从事农业和非农业工作，所以各项工作状况的占比之和大于100%。

三　模型设定

1. 多元线性回归模型

本章以老年人的抑郁程度为被解释变量，以多维能源贫困指数为核心解释变量，加入各种控制变量，建立多元线性回归模型，使用最小二乘法（OLS）分析多维能源贫困对老年人抑郁程度的影响。被解释变量与核心解释变量、控制变量的函数关系式如下：

$$Y_i = \alpha_0 + \beta_{00}X_i + \sum \beta_{0j}Z_{ij} + \varepsilon_{0i} \tag{9.1}$$

式（9.1）中，Y_i 是第 i 个老年人的抑郁程度，α_0 是常数项，ε_{0i} 是误差项。X_i 是核心解释变量，表示第 i 个老年人的多维能源贫困指数，β_{00} 是其系数。Z_{ij} 是第 i 个老年人的第 j 个控制变量，β_{0j} 是各控制变量的系数。

2. 分位数回归模型

由于老年人的抑郁程度具有较强的异质性，同样的多维能源贫困状况可能对不同抑郁程度的老年人产生不同的影响，因此本章同时使用分位数回归模型（QR），分析在不同分位数处多维能源贫困对老年人抑郁程度的影响，以验证多元线性回归模型的结论是否仍被支持。

$$Q_{iq}(Y_i) = \alpha_q + \beta_{0q}X_i + \sum \beta_{jq}Z_{ij} \tag{9.2}$$

式（9.2）中，$Q_{iq}(Y_i)$ 表示在给定核心解释变量和控制变量的分布下，抑郁程度的条件分位数。其中，q 表示分位数，本章依次选取 10%、25%、50%、75%、90%。其余变量和参数解释同上文的多元线性回归模型。

3. 工具变量线性回归模型

由于可能存在遗漏变量、测量误差等情况，所以本章在工具变量线性回归模型中采用两阶段最小二乘法（2SLS）处理内生性问题。

$$X_i = \gamma_0 + \delta_{00}I_i + \sum \delta_{0j}Z_{ij} + u_{0i} \tag{9.3}$$

$$Y_i = \alpha_1 + \beta_{10}\hat{X_i} + \sum \beta_{1j}Z_{ij} + \varepsilon_{1i} \tag{9.4}$$

式（9.3）是第一阶段回归，I_i 是工具变量，即社区（村）层面的多维能源贫困指数。式（9.4）是第二阶段回归，$\hat{X_i}$ 是第一阶段回归的拟合值。

4. 工具变量分位数回归模型

如上所述，多维能源贫困存在内生性，用分位数回归模型进行估计也会产生偏误。因此，本章在分位数回归模型的基础上加入工具变量，使用工具变量分位数回归模型（IVQR）处理内生性问题。

$$Y = X'\alpha(U) + Z'\beta(U), U \mid Z, I \sim \text{Uniform}(0,1) \tag{9.5}$$

$$X = f(Z, I, V) \tag{9.6}$$

式（9.5）中，Y 代表老年人的抑郁程度，Z 代表控制变量，X 代表内生变量。U 是随机变量，服从（0，1）上的均匀分布。式（9.6）

中，I 是工具变量，V 为未观测到的扰动向量，V 和 U 是相关的，从而引起了内生性。

5. 结构方程模型

本章以生活满意度为中介变量，构建结构方程模型（SEM）分析多维能源贫困影响老年人抑郁程度的机制，中介效应模型如下：

$$Y_i = \alpha_2 + cX_i + \sum \beta_{2j} Z_{ij} + \varepsilon_{2i} \tag{9.7}$$

$$M_i = \alpha_3 + aX_i + \sum \beta_{3j} Z_{ij} + \varepsilon_{3i} \tag{9.8}$$

$$Y_i = \alpha_4 + c'X_i + bM_i + \sum \beta_{4j} Z_{ij} + \varepsilon_{4i} \tag{9.9}$$

其中，Y_i、X_i、M_i 分别表示被解释变量、核心解释变量、中介变量。式（9.7）表示被解释变量对核心解释变量的回归方程，式（9.8）表示中介变量对核心解释变量的回归方程，式（9.9）表示被解释变量同时对中介变量和核心解释变量的回归方程。

第二节　实证结果分析

一　多维能源贫困对抑郁程度的影响

本章建立多元线性回归模型作为基准模型，分析多维能源贫困对老年人抑郁程度的影响。从表9.3中的模型1可以看出，在1%的水平下，老年人的多维能源贫困指数（MEPI）对抑郁程度有显著的正向影响，多维能源贫困指数每增加1个单位，抑郁程度就增加2.416个单位。本章进行了多重共线性检验，在多元线性回归模型中排除了多重共线性问题。

表 9.3　多维能源贫困对抑郁程度影响的回归结果

变量	模型 1	模型 2	模型 3	模型 4	模型 5	模型 6
	OLS	QR				
		10%	25%	50%	75%	90%
核心解释变量						
多维能源贫困指数	2.416*** (0.337)	1.096*** (0.360)	2.071*** (0.399)	2.452*** (0.409)	2.998*** (0.546)	3.406*** (0.792)
控制变量						
性别 （女性）	−1.464*** (0.161)	−0.677*** (0.180)	−0.933*** (0.158)	−1.536*** (0.221)	−1.725** (0.243)	−1.529*** (0.351)
年龄	−0.082*** (0.013)	−0.038*** (0.014)	−0.056*** (0.013)	−0.086*** (0.019)	−0.111*** (0.020)	−0.103*** (0.030)
婚姻状况 （无配偶）	−0.895*** (0.212)	−0.319 (0.237)	−0.566** (0.244)	−0.976*** (0.278)	−0.907*** (0.325)	−1.827*** (0.488)
初中 （小学及以下）	−0.697*** (0.205)	0.101 (0.210)	−0.059 (0.231)	−0.620*** (0.214)	−1.343*** (0.309)	−1.740*** (0.453)
高中及以上 （小学及以下）	−1.473*** (0.254)	−0.536** (0.208)	−0.914*** (0.233)	−1.445*** (0.286)	−1.858*** (0.415)	−2.807*** (0.626)
居住地类型 （农村）	−0.948*** (0.182)	−0.574*** (0.168)	−0.883*** (0.174)	−1.235*** (0.217)	−1.083*** (0.232)	−1.092*** (0.385)
从事农业工作 （无工作）	0.306* (0.174)	0.164 (0.162)	0.215 (0.193)	0.405* (0.221)	0.210 (0.274)	0.165 (0.418)
从事非农工作 （无工作）	−0.458** (0.232)	−0.403 (0.272)	−0.182 (0.238)	−0.536** (0.271)	−0.687* (0.390)	−0.344 (0.674)
日常生活自理能力	0.786*** (0.055)	0.566*** 0.086	0.810*** (0.073)	0.977*** (0.082)	0.963*** (0.079)	0.749*** (0.088)
自评健康状况	1.942*** (0.085)	0.928*** (0.070)	1.339*** (0.081)	2.041*** (0.096)	2.501*** (0.111)	2.411*** (0.210)
家庭成员数量	−0.172*** (0.051)	−0.079 (0.055)	−0.100** (0.047)	−0.209*** (0.064)	−0.178** (0.083)	−0.187 (0.117)

169

变量	模型 1	模型 2	模型 3	模型 4	模型 5	模型 6
	OLS	QR				
		10%	25%	50%	75%	90%
医疗保险 （没有）	0.296 (0.459)	-0.432 (0.372)	0.421 (0.441)	0.268 (0.699)	-0.681 (0.717)	0.637 (0.758)
养老保险 （没有）	-0.073 (0.276)	0.030 (0.283)	-0.023 (0.249)	-0.265 (0.366)	-0.239 (0.319)	-0.373 (0.615)
中部地区 （西部地区）	-0.864*** (0.194)	-0.521*** (0.188)	-0.772*** (0.228)	-0.897*** (0.269)	-1.183*** (0.297)	-0.671 (0.447)
东部地区 （西部地区）	-1.630*** (0.198)	-1.063*** (0.216)	-1.294*** (0.207)	-1.632*** (0.264)	-2.085*** (0.323)	-1.762*** (0.448)
常数项	10.452*** (1.168)	3.215*** (1.117)	5.120*** (1.136)	10.052*** (1.678)	15.973*** (1.939)	19.431*** (2.981)
R^2/伪 R^2	0.238	0.075	0.103	0.144	0.164	0.152

注：①模型 1 中括号内为稳健标准误，度量拟合优度的统计量为 R^2；②模型 2 至模型 6 中括号内为 Bootstrap 标准误，抽样次数为 100 次，度量拟合优度的统计量为伪 R^2；③ ***、**、* 分别表示在 1%、5%、10%的水平下显著。

由于老年人抑郁程度的高度异质性，相同的多维能源贫困指数对不同抑郁程度的老年人可能有不同的影响。因此，本章建立分位数回归模型，分析多维能源贫困指数对不同分位数处老年人抑郁程度的影响。表 9.3 中的模型 2 至模型 6 显示，在 1%的水平下，老年人多维能源贫困指数对抑郁程度的影响仍然显著，在不同分位数处的影响系数分别为 1.096、2.071、2.452、2.998、3.406。对抑郁程度越高的老年人而言，多维能源贫困的影响越大。多元线性回归模型和分位数回归模型的结果表明，多维能源贫困加重了老年人的抑郁程度，不利于老年人的心理健康。

二　内生性处理

由于可能存在遗漏变量、测量误差等情况，本章选取老年人社区层面的多维能源贫困指数作为工具变量，对内生性进行处理。本章对工具变量进行了检验，排除了弱工具变量的情况。表 9.4 中模型 7 至模型 12 多维能源贫困的影响系数分别为 4.213、2.171、2.958、4.120、5.510、6.824，均大于表 9.3 中模型 1 至模型 6 的对应系数，且依然在 1% 的水平下显著。在对内生性进行处理后，多维能源贫困对老年人抑郁程度的影响作用明显变强。

表 9.4　工具变量回归模型的估计结果

变量	模型 7	模型 8	模型 9	模型 10	模型 11	模型 12
	2SLS	IVQR				
		10%	25%	50%	75%	90%
多维能源贫困指数	4.213*** (0.683)	2.171*** (0.735)	2.958*** (0.654)	4.120*** (0.682)	5.510*** (0.914)	6.824*** (1.228)
常数项	10.078*** (1.181)	2.234* (1.193)	4.967*** (1.062)	9.004*** (1.106)	13.834*** (1.474)	18.399*** (1.978)

注：①括号内为标准误；②***、*分别表示在 1%、10% 的水平下显著；③每个模型中的控制变量均已控制。

三　稳健性检验

参考 Zhang 和 Mendoza 等的研究[①]，当 MEPI ≥ 0.3 时，视为老年人处于多维能源贫困状态；否则，视为不处于多维能源贫困状态。本章将多维能源贫困状态作为替换后的核心解释变量，进行稳健性检验。表 9.5 显示，替换核心解释变量后，模型 13 至模型 18 多维能源贫困的影响系数分别为 1.036、0.516、0.837、0.972、1.161、

[①] Zhang, Z. Y., Shu, H. T., Yi, H., et al., "Household Multidimensional Energy Poverty and Its Impacts on Physical and Mental Health," *Energy Policy* 156 (2021); Mendoza, C. B., Cayonte, D. D. D., Leabres, M. S., et al., "Understanding Multidimensional Energy Poverty in the Philippines," *Energy Policy* 133 (2019).

1.378；在对内生性进行处理后，表9.6中模型19至模型24多维能源贫困的影响系数分别为2.459、1.143、1.649、2.399、3.296、4.152。稳健性检验结果表明，多维能源贫困对老年人抑郁程度的影响依然显著。

表9.5　替换核心解释变量的回归结果

变量	模型13	模型14	模型15	模型16	模型17	模型18
	OLS	QR				
		10%	25%	50%	75%	90%
多维能源贫困指数	1.036***	0.516**	0.837***	0.972***	1.161***	1.378***
	(0.170)	(0.212)	(0.206)	(0.210)	(0.239)	(0.343)
常数项	10.657***	3.386***	5.242***	10.361***	15.985***	17.893***
	(1.169)	(1.177)	(1.273)	(1.606)	(1.930)	(2.907)
R^2/伪R^2	0.236	0.075	0.102	0.142	0.162	0.151

注：①模型13中括号内为稳健标准误，度量拟合优度的统计量为R^2；②模型14至模型18中括号内为Bootstrap标准误，抽样次数为100次，度量拟合优度的统计量为伪R^2；③***、**分别表示在1%、5%的水平下显著；④每个模型中的控制变量均已控制。

表9.6　替换核心解释变量的工具变量回归模型的估计结果

变量	模型19	模型20	模型21	模型22	模型23	模型24
	2SLS	IVQR				
		10%	25%	50%	75%	90%
多维能源贫困指数	2.459***	1.143***	1.649***	2.399***	3.296***	4.152***
	(0.401)	(0.409)	(0.366)	(0.395)	(0.541)	(0.733)
常数项	10.249***	2.680**	5.301***	9.182***	13.825***	18.256***
	(1.184)	(1.198)	(1.068)	(1.103)	(1.455)	(1.951)

注：①括号内为标准误；②***、**分别表示在1%、5%的水平下显著；③每个模型中的控制变量均已控制。

四　异质性分析

表9.3中的模型显示，居住区域、居住地类型、家庭成员数量

都对老年人的抑郁程度有显著影响，因此本章接下来使用多元线性回归模型分居住区域、居住地类型、独居状况（家庭成员数量）进行异质性分析。

表 9.7 中的模型 25 至模型 27 显示，多维能源贫困的影响系数在西部地区、中部地区、东部地区分别为 2.702、2.290、2.317，且都在 1% 的水平下显著。表 9.8 中的模型 28 和模型 29 显示，多维能源贫困的影响系数在农村、城镇分别为 1.787、3.445，且都在 1% 的水平下显著。表 9.9 中的模型 30 和模型 31 显示，多维能源贫困对独居老年人、非独居老年人抑郁程度的影响系数分别为 3.224、1.297，且都显著。

表 9.7　分居住区域的多元线性回归模型的估计结果

变量	模型 25	模型 26	模型 27
	西部地区	中部地区	东部地区
多维能源贫困指数	2.702*** （0.610）	2.290*** （0.537）	2.317*** （0.615）
常数项	8.707*** （2.229）	10.986*** （1.983）	9.020*** （1.870）
N	1803	2373	2046
R^2	0.218	0.229	0.229

注：①括号内为稳健标准误；②*** 表示在 1% 的水平下显著；③每个模型中的控制变量均已控制。

表 9.8　分居住地类型的多元线性回归模型的估计结果

变量	模型 28	模型 29
	农村	城镇
多维能源贫困指数	1.787*** （0.421）	3.445*** （0.567）

变量	模型 28	模型 29
	农村	城镇
常数项	11.944 *** (1.544)	8.060 *** (1.847)
N	3750	2472
R²	0.207	0.245

注：①括号内为稳健标准误；②*** 表示在 1% 的水平下显著；③每个模型中的控制变量均已控制。

表 9.9　分独居状况的多元线性回归模型的估计结果

变量	模型 30	模型 31
	独居（家庭成员数量等于 0）	非独居（家庭成员数量大于 0）
多维能源贫困指数	3.224 *** (0.433)	1.297 ** (0.539)
常数项	8.911 *** (1.447)	13.475 *** (2.015)
N	3962	2260
R²	0.254	0.222

注：①括号内为稳健标准误；②*** 、** 分别表示在 1%、5% 的水平下显著；③每个模型中的控制变量均已控制。

五　中介效应分析

本章利用结构方程模型（SEM）分析生活满意度在多维能源贫困对老年人抑郁程度的影响中所起的中介效应。表 9.10 显示，多维能源贫困对生活满意度的影响系数为 0.161，生活满意度、多维能源贫困对抑郁程度的影响系数分别为 2.604、1.998，且都在 1% 的水平下显著。表 9.11 的结果表明：多维能源贫困对老年人抑郁程度的直接效应为 1.998，间接效应为 0.418，总效应为 2.416，且都在 1% 的水平下显著。生活满意度的中介效应在总效应中的占比为 17.3%。

表 9.10 结构方程模型的估计结果

变量	生活满意度	抑郁程度
生活满意度		2.604*** (0.092)
多维能源贫困指数	0.161*** (0.042)	1.998*** (0.305)
常数项	3.101*** (0.152)	2.375** (1.139)

注：①括号内为标准误；②***、**分别表示在1%、5%的水平下显著；③模型中的控制变量均已控制。

表 9.11 直接效应、间接效应和总效应

效应	系数	标准误	置信区间	P 值
直接效应	1.998	0.305	[1.400, 2.596]	<0.001***
间接效应	0.418	0.110	[0.202, 0.634]	<0.001***
总效应	2.416	0.324	[1.782, 3.051]	<0.001***

注：***表示在1%的水平下显著。

第十章 代际支持对老年人口心理健康状况的影响

第一节 数据来源、变量设置及模型设定

一 数据来源

本章所使用的数据来源于 2018 年北京大学健康老龄发展研究中心的中国老年健康影响因素跟踪调查（CLHLS）。本调查共有 15874 名调查对象，调查的内容主要包括老年人的基本状况、对现状的评价及性格情绪特征、一般能力、生活方式、日常生活能力、个人背景及家庭结构、生理健康等。CLHLS 数据具有权威性强、覆盖面广、调查人数众多等优点。本章的研究对象为 60 周岁及以上的老年人口，因此剔除了 60 周岁以下的样本数据，同时还删除了样本数据中的缺失值和无法回答值，最终获得有效样本 4923 份。

二 变量设置

因变量为老年人口的心理健康状况，使用中国老年健康影响因素跟踪调查中的性格情绪特征的相关问题构建老年人口心理健康指标体系。该指标体系包含 17 个问题，每个问题有 5 个选项（1~5）：1 代表总是，表示频率最高；5 代表从不，表示频率最低。本章将表

示积极的问题选项重新排序，最终数值越高表示越积极乐观。最后将调整好的 17 个问题的分数相加，把总分合成新的变量作为老年人口的心理健康程度值，总分值越高表示老年人心理健康状况越好。在建立老年人口心理健康指标体系后，本章进一步使用 Cronbach's Alpha 系数来评估指标体系的信度。经检验，该心理健康指标体系的内部一致性信度系数为 0.833，说明本章构建的老年人口心理健康指标体系是有效的。

核心自变量是代际支持。中国老年健康影响因素跟踪调查中包含了很多有关代际支持的问题。经济支持测量问题：近一年来，您的子女（包括同住与不同住的所有孙子女及其配偶）给您现金多少元？本章将子女经济支持测量问题分别处理为二分类变量和连续变量。生活照料测量问题：近一个星期以来，您的子女/孙子女为您提供日常照料帮助的总小时数有多少？本章将其处理为连续变量；目前当您身体不舒服或生病时主要是谁来照料您？本章将其处理为二分类变量。精神慰藉测量问题：您平时与谁聊天最多？如果您有心事或想法，最先向谁说？本章将精神慰藉测量问题均处理为二分类变量。

除了上述代际支持相关变量，本章还设置了一定的控制变量 。这些变量分为人口特征和社会经济特征。人口特征包括性别、居住地、年龄、自评健康、健康变化、生理健康程度、体检习惯、儿子数量、子女数量；社会经济特征包括经济状况、收入比较、家庭收入对数、婚姻状况、受教育经历、医疗服务保障、社区起居照料、社区上门服务、社区精神慰藉、生活满意度。所有控制变量均为调查问卷中相对应的问答项目，此外在借鉴他人研究的基础上，对部分控制变量的选项进行了相应的合并处理，详细的变量定义、赋值如表 10.1 所示。

表 10.1　变量定义及赋值

变量	赋值说明
因变量	
心理健康状况	数值越高，心理越健康
自变量：代际支持	
子女经济支持对数	连续变量
子女经济支持	0＝无支持；1＝有支持
子女生活照料对数	连续变量
子女生活照料	0＝否；1＝是
主要聊天对象	0＝不是子女；1＝子女
主要倾诉对象	0＝不是子女；1＝子女
人口特征	
性别	0＝女性；1＝男性
居住地	0＝农村；1＝城镇
年龄	连续变量
自评健康	0＝不健康；1＝健康
健康变化	1＝变好；2＝不变；3＝变差
生理健康程度	连续变量
体检习惯	0＝无；1＝有
儿子数量	连续变量
子女数量	连续变量
社会经济特征	
经济状况	0＝不够用；1＝够用
收入比较	0＝一般及以下；1＝较富
家庭收入对数	连续变量
婚姻状况	0＝没有配偶；1＝有配偶
受教育经历	0＝没有；1＝有
医疗服务保障	0＝没有；1＝有
社区起居照料	0＝没有；1＝有

续表

变量	赋值说明
社区上门服务	0＝没有；1＝有
社区精神慰藉	0＝没有；1＝有
生活满意度	0＝不满意；1＝满意

三　模型设定

本章主要使用描述性统计和多元线性回归方法，模型形式为：

$$Y = \beta_0 + \beta_1 X_1 + \sum \beta_k X_k + \varepsilon \tag{10.1}$$

其中，Y 为老年人心理健康状况，β_0 为截距，β_1 为代际支持的回归系数，X_1 为代际支持，X_k 为本章选用的控制变量，β_k 为控制变量的回归系数，ε 为残差项。

描述性统计方法是对老年人口的心理健康状况、代际支持特征、人口特征、社会经济特征进行初步的了解。多元线性回归方法是为了满足相关性检验的需要。一方面，本章在总体上控制其他变量的前提下检验代际支持变量对老年人口心理健康状况的具体影响；另一方面，检验代际支持对分城乡老年人口心理健康状况的影响差异。

第二节　实证结果分析

一　描述性统计分析

从总体来看，老年人口心理健康均值为 65.18 分（最高分为 85 分），心理健康状况总体良好。从城乡差异来看，城镇老年人口心理健康均值为 65.41 分，农村老年人口心理健康均值为 64.87 分，城镇老年人口心理健康程度略高于农村老年人口心理健康程度，二者之间的差距较小（见表10.2）。

表10.2 老年人口心理健康和代际支持特征

变量	总体	城镇	农村
老年人口心理健康（均值）	65.18	65.41	64.87
代际支持			
子女经济支持对数（均值）	5.69	5.41	6.07
子女经济支持（%）			
0＝无支持	27.10	31.70	21.00
1＝有支持	72.90	68.30	79.00
子女生活照料对数（均值）	1.42	1.48	1.34
子女生活照料（%）			
0＝否	37.20	38.00	36.20
1＝是	62.80	62.00	63.80
主要聊天对象（%）			
0＝不是子女	53.00	53.30	52.60
1＝子女	47.00	46.70	47.40
主要倾诉对象（%）			
0＝不是子女	44.40	44.50	44.30
1＝子女	55.60	55.50	55.70
样本量	4923	2804	2119

在子女经济支持方面，27.10%的老年人口没有获得子女经济支持，72.90%的老年人口获得了子女经济支持，表明我国老年人口总体上以接受代际经济支持为主。但是在子女经济支持对数方面，老年人口接受的子女经济支持对数均值为5.69，低于最高值11.51，说明我国老年人口获得的经济支持水平较低。在子女生活照料方面，37.20%的老年人口不以子女生活照料为主，62.80%的老年人口以子女生活照料为主，我国老年人口在生活照料方面以子女为主。但是

在子女生活照料对数方面，老年人口接受的子女生活照料对数均值为 1.42，低于最高值 6.76，表明子女对老年人的生活照料时间偏少。在子女精神慰藉方面，53.00% 的老年人口的主要聊天对象不是子女，而 47.00% 的老年人口的主要聊天对象是子女；44.40% 的老年人口的主要倾诉对象不是子女，而 55.60% 的老年人口的主要倾诉对象是子女。

从城乡差异来看，在子女经济支持方面，68.30% 的城镇老年人口获得了子女经济支持，而 79.00% 的农村老年人口获得了子女经济支持，农村老年人口更可能接受代际经济支持。另外，在子女经济支持对数均值方面，城镇老年人口为 5.41，而农村老年人口为 6.07，表明农村老年人口不仅以接受代际经济支持为主，而且接受的经济支持水平高于城镇老年人口。在子女生活照料方面，62.00% 的城镇老年人口以子女生活照料为主，得到的子女生活照料对数均值为 1.48；63.80% 的农村老年人口以子女生活照料为主，得到的子女生活照料对数均值为 1.34。城乡老年人口在子女生活照料方面的差异较小。在子女精神慰藉方面，46.70% 的城镇老年人口的主要聊天对象为子女，而农村老年人口的比例为 47.40%；55.50% 的城镇老年人口的主要倾诉对象为子女，而农村老年人口的比例为 55.70%。这表明在子女精神慰藉方面，无论是城镇还是农村，多数老年人口更倾向于与子女交流（见表 10.2）。

在人口特征方面，女性老年人口比重无论是总体还是在城乡之间均高于男性老年人口比重。城镇老年人口占比 57.00%，超过农村老年人口占比，这与我国目前的人口城市化进程相一致。无论城乡，只有不足 50% 的老年人口自评为健康，而且超过 30% 的老年人口健康状况比往年变差，这对老年人的心理健康影响很大。但值得注意的是，超过 65% 的老年人口具有良好的体检习惯，这有助于老年人生理及心理健康状况的改善。在子女数量方面，我国老年人口总体上拥有 4 个子女，其中儿子的数量达到 2 个，这有助于更好地实现家庭养老（见表 10.3）。

表 10.3　我国老年人口特征

变量	总体	城镇	农村
性别（%）			
0 = 女	55.30	54.50	56.40
1 = 男	44.70	45.50	43.60
居住地（%）		57.00	43.00
年龄（均值）	84.00	84.35	83.54
自评健康（%）			
0 = 不健康	51.60	50.70	52.90
1 = 健康	48.40	49.30	47.10
健康变化（%）			
1 = 变好	13.50	14.50	12.30
2 = 不变	52.40	52.20	52.50
3 = 变差	34.10	33.30	35.20
生理健康程度（均值）	18.89	18.62	19.25
体检习惯（%）			
0 = 无	31.30	33.20	28.80
1 = 有	68.70	66.80	71.20
儿子数量（均值）	2.09	2.01	2.19
子女数量（均值）	4.05	3.91	4.23
样本量	4923	2804	2119

在社会经济特征方面，无论城乡，接近 90% 的老年人口经济状况良好，但是与他人相比，80% 左右的老年人口经济水平处于一般及以下。在家庭收入对数方面，城镇老年人口的家庭收入对数均值高于总体和农村。在受教育经历方面，近 60% 的城镇老年人口受过教育，但农村老年人口受教育的比重低于 50%；超过 95% 的老年人拥有医疗服

务保障。此外，有配偶的老年人口比重低于50%，说明老年人口婚姻状况以无配偶为主。无论是丧偶还是离婚，没有配偶对老年人口的健康状况（特别是心理健康）都会产生一定的影响。在生活满意度方面，对生活感到满意的老年人口比重总体超过70%，我国老年人口主观上生活质量较高。在社区支持方面，无论是社区起居照料、社区上门服务还是社区精神慰藉，城乡老年人口能够得到服务的人口比重均低，说明我国社区服务建设有待加强（见表10.4）。

表 10.4　我国老年人口社会经济特征

变量	总体	城镇	农村
经济状况（%）			
0＝不够用	12.50	11.10	14.20
1＝够用	87.50	88.90	85.80
收入比较（%）			
0＝一般及以下	78.70	76.20	81.90
1＝较富	21.30	23.80	18.10
家庭收入对数（均值）	9.89	10.20	9.48
婚姻状况（%）			
0＝没有配偶	54.50	54.90	53.80
1＝有配偶	45.50	45.10	46.20
受教育经历（%）			
0＝没有	46.50	41.00	53.70
1＝有	53.50	59.00	46.30
医疗服务保障（%）			
0＝没有	2.40	1.60	3.40
1＝有	97.60	98.40	96.60
社区起居照料（%）			
0＝没有	88.90	87.50	90.80
1＝有	11.10	12.50	9.20

变量	总体	城镇	农村
社区上门服务（%）			
0＝没有	65.40	68.30	61.50
1＝有	34.60	31.70	38.50
社区精神慰藉（%）			
0＝没有	84.50	82.20	87.60
1＝有	15.50	17.80	12.40
生活满意度（%）			
0＝不满意	28.70	27.40	30.40
1＝满意	71.30	72.60	69.60
样本量	4923	2804	2119

二 代际支持对老年人口心理健康的影响分析

在代际支持对老年人口心理健康状况的线性回归分析中，本章采用直接输入的方法深入检验代际支持及其控制变量对老年人口心理健康状况的影响程度。本章以代际支持相关变量为核心变量并增加控制变量，同时根据各控制变量的性质将其分为人口特征和社会经济特征两大部分。表 10.5 模型检验结果表明，F 值为 70.321 并且通过了显著性检验。模型的 R^2 为 0.272，调整 R^2 为 0.268，模型拟合效果较好。

表 10.5 代际支持对我国老年人口心理健康状况影响分析结果

变量	非标准化系数
代际支持	
子女经济支持对数	0.212*
子女经济支持	－1.761**
子女生活照料对数	0.188**

续表

变量	非标准化系数
子女生活照料	−0.148
主要聊天对象	−0.053
主要倾诉对象	−0.337
人口特征	
性别	0.445*
居住地	−0.175
年龄	0.025*
自评健康	3.762***
健康变好	1.978***
健康不变	1.929***
生理健康程度	0.233***
体检习惯	0.070
儿子数量	0.012
子女数量	−0.139*
社会经济特征	
经济状况	2.501***
收入比较	1.257***
家庭收入对数	0.151**
婚姻状况	0.133
受教育经历	0.872***
医疗服务保障	1.191*
社区起居照料	1.586***
社区上门服务	−0.547**
社区精神慰藉	0.248
生活满意度	3.715***
常数项	47.763***
R^2	0.272
调整 R^2	0.268

续表

变量	非标准化系数
F 值	70.321
显著性 P 值	0.000

注：***、**、*分别表示在 1%、5%、10%的水平下显著。

　　具体而言，在子女经济支持方面，子女经济支持对数对老年人口心理健康状况具有显著的正向影响。子女经济支持对数每提高 1个单位，老年人口的心理健康程度便提高 0.212 个单位，即老年人得到的子女经济支持数量越多，老年人的心理健康状况越好。由于我国长时期以家庭养老模式为主，社会保障水平较低，所以子女的经济供养对老年人的生活质量影响较大，此外，老年人的养儿防老意识较强，对子女的反哺行为较为看重，因而得到的经济支持越多，老年人的心理舒适度越高。在子女生活照料方面，子女生活照料对数与老年人口心理健康状况呈显著正相关关系。子女生活照料对数每提高 1 个单位，老年人口的心理健康程度便提高 0.188 个单位，即老年人得到的子女生活照料时间越多，老年人的心理健康状况越好。老年人由于生理原因，身体素质和自我照料能力逐渐下降，迫切需要得到子女的帮助，尤其是独居老年人更加需要子女陪在身边，而且子女的照料相对外人而言，更能满足老年人的生活需求，因而老年人心理健康程度越高。无论是子女经济支持还是子女生活照料，在仅考虑是否有子女经济支持或生活照料方面，子女的经济支持或生活照料对老年人的心理健康状况具有负向影响。随着社会的发展和家庭观念的转变，一方面，子女提供给老年人的经济支持和生活照料难以满足部分老年人的晚年生活需求；另一方面，随着社会保障制度的完善、老年人收入的增加和社区照顾服务的改进，部分老年人有意愿且有能力实现社会化养老，同时由于与子女的接触减少，部分老年人可以有效缓解甚至避免代际家庭矛盾。在子女精神慰藉方面，无论主要聊天对象为子女，还是主要倾诉对象为子女，均对老年人心理健康状况呈负向影响。人际交往是老年人晚年生活的重要内容，尤其是新时代的老年群体更加注重人际交往的质量。事实证明，拥有社会交往圈子的现代老年群体比交流仅限于子女的部分老年群体更容易保持心情愉悦，不易陷入日常生活的琐事中，尤其是与子女的家庭矛盾之中。

此外，在人口特征相关控制变量方面，性别与老年人口心理健康状况显著相关，男性老年人口心理健康程度比女性老年人口心理健康程度高 0.445 个单位。男性老年人口的社会参与度更高、人生满足感更强，因而心理健康状况更好。年龄与老年人口心理健康状况显著相关，年龄每增加 1 岁，老年人口心理健康程度便提高 0.025 个单位。高龄老年群体一般人生阅历更加丰富，对生活琐事更加包容，往往心态更加稳定。自评健康与老年人口心理健康状况显著相关，即健康状况越好的老年人口，其心理健康程度越高。具体而言，生理健康的老年人口比生理不健康的老年人口的心理健康程度高。同样，健康保持稳定甚至变好的老年人口更容易拥有良好的心理健康状况。子女数量会对老年人口心理健康状况产生负向影响，但是儿子数量却呈正向影响。子女数量增加，代际家庭矛盾也会加剧，这不利于老年人的心理健康，但是受传统的养儿防老观念以及现实中以儿子赡养为主的养老模式影响，儿子数量的增加有利于老年人的心理健康。

在社会经济特征相关控制变量方面，经济状况、收入比较和家庭收入对数均对老年人口心理健康状况具有显著正向影响。具体而言，收入够用比收入不够用的老年人口的心理健康程度高 2.501 个单位，收入比较富有比收入一般及以下的老年人口的心理健康程度高 1.257 个单位。受教育经历与老年人口心理健康状况显著相关，有过受教育经历比没有过受教育经历的老年人口的心理健康程度高

0.872 个单位。受过教育的老年群体拥有更高的文化素质和更强的再学习能力，能够较好地适应现代社会，此外受过良好教育的老年人一般在退休前拥有更好的工作职位和更高的经济收入，因而心理健康程度更高。医疗服务保障与老年人口心理健康状况显著相关，拥有医疗服务保障比没有医疗服务保障的老年人口的心理健康程度高1.191 个单位。医疗服务是保障老年人晚年生活质量的重要方面，对老年人的心理健康影响巨大。在社区服务方面，社区起居照料和社区精神慰藉会对老年人口心理健康状况产生正向影响，而社区上门服务会对老年人口心理健康状况产生负向影响。随着社区居家养老的开展，社区服务的数量和质量对老年人生活质量的影响越来越明显。老年人得到的来自家庭和社区的双重支持不仅可以弥补代际支持的不足，而且可以满足老年人的多样化需求。但是社区提供服务的方式需要符合老年人的需求，否则会降低老年人的生活质量。生活满意度会对老年人口心理健康状况产生显著正向影响，生活满意的老年人心理健康程度比生活不满意的老年人心理健康程度高 3.715 个单位。生活满意度是衡量老年人生活质量的综合指标，能够全面体现老年人的主客观现状，因而生活满意的老年群体往往心理健康状况更好。

三 城乡差异性分析

由于我国是城乡二元经济结构，城乡之间在经济发展水平、养老基础设施和老年文化发展方面存在较大的差距，这对城乡老年群体的心理健康状况影响较大。此外，农村老年人口由于人口数量多，接触的养老服务更少，加上普遍选择居家养老，其心理健康状况及其晚年生活质量更加受到社会和学术界的广泛关注，因此，本章构建了代际支持对老年人口心理健康状况影响的城乡比较线性模型，从而深入研究农村老年人口心理健康状况的相关影响因素（见表10.6）。

表 10.6　城乡比较回归结果

变量	非标准化系数	
	农村	城镇
代际支持		
子女经济支持对数	0.039	0.317**
子女经济支持	−0.017	−2.830**
子女生活照料对数	0.193*	0.150
子女生活照料	0.198	−0.391
主要聊天对象	−0.135	−0.158
主要倾诉对象	−0.173	−0.492
人口特征		
性别	0.072	0.789**
年龄	0.017	0.027
自评健康	4.274***	3.191***
健康变好	1.786***	2.385***
健康不变	1.703***	2.186***
生理健康程度	0.178***	0.265***
体检习惯	0.530	−0.113
儿子数量	0.117	−0.067
子女数量	−0.351***	0.055
社会经济特征		
经济状况	2.599***	2.299***
收入比较	1.139***	1.280***
家庭收入对数	−0.110	0.415***
婚姻状况	1.087**	−0.619
受教育经历	0.765*	0.955***
医疗服务保障	0.990	1.603
社区起居照料	2.915***	0.883*
社区上门服务	0.024	−1.020***

变量	非标准化系数	
	农村	城镇
社区精神慰藉	0.343	0.113
生活满意度	3.733***	3.787***
常数项	51.029***	44.320***
R^2	0.296	0.270
调整 R^2	0.288	0.264
F 值	35.191	41.163
显著性 P 值	0.000	0.000
样本量	2119	2804

注：***、**、*分别表示在 1%、5%、10%的水平下显著。

在子女经济支持方面，子女经济支持对数对城乡老年人口心理健康状况有正向影响，即子女经济支持对数每提高 1 个单位，城乡老年人口的心理健康程度分别对应提高 0.317 个单位和 0.039 个单位，但子女经济支持对数只与城镇老年人口心理健康状况显著相关。在子女生活照料方面，子女生活照料对数对城乡老年人口心理健康状况有正向影响，即子女生活照料对数每提高 1 个单位，城乡老年人口的心理健康程度分别对应提高 0.150 个单位和 0.193 个单位，但子女生活照料对数只与农村老年人口心理健康状况显著相关。在子女精神慰藉方面，无论是主要聊天对象还是主要倾诉对象均对城乡老年人口心理健康状况产生负向影响。由此可见，代际支持相关变量对老年人口心理健康状况影响的方向不受城乡差异的干扰，这一点与目前一些学者的观点基本吻合。

在人口特征相关控制变量中，自评健康、健康变化、生理健康程度均对城乡老年人口心理健康状况影响显著。此外，性别变量单独对城镇老年人口心理健康状况影响显著，而子女数量变量单独对农村老年人口心理健康状况影响显著。具体而言，男性城镇老年人口比女性城镇老年人口的心理健康程度高 0.789 个单位；子女数量每提高 1 个单位，农村老年人口的心理健康程度降低 0.351 个单位。

在社会经济特征相关控制变量中，经济状况、收入比较、受教育经历、社区起居照料、生活满意度均对城乡老年人口心理健康状况有显著影响。此外，家庭收入对数和社区上门服务单独对城镇老年人口心理健康状况产生显著影响，而婚姻状况单独对农村老年人口心理健康状况产生显著影响。具体而言，家庭收入对数每提高 1 个单位，城镇老年人口的心理健康程度提高 0.415 个单位。有社区上门服务比没有社区上门服务的城镇老年人口的心理健康程度低 1.020 个单位；有配偶比没有配偶的农村老年人口的心理健康程度高 1.087 个单位。以上控制变量的影响方向与总体的相关检验结果相一致，具体原因分析不再赘述，这里只进行差异比较。

第十一章　主要结论与对策建议

第一节　主要结论

总体而言，我国老年人口健康自评状况的影响因素较多，且主要集中在以年龄、性别、健康变化为代表的个体特征，以吸烟、喝酒、锻炼为代表的生活习惯特征，以子女生活照料、给予子女经济支持为代表的家庭特征，以收入是否够用、经济状况、医疗便利程度、常规体检参与度为代表的社会经济特征方面。且随着时间推移，家庭特征的重要程度不断提高。

以家庭社会经济地位为切入点进行研究得出：第一，老年人家庭社会经济地位的提高，会降低其虚弱指数，进而促进其健康水平的提高。第二，与城镇老年人相比，农村老年人的家庭社会经济地位对老年人健康状况的影响更大。第三，家庭社会经济地位对中低龄老年人的健康状况有显著正向影响，对高龄老年人则无显著影响。第四，综合生活状况、休闲娱乐状况在家庭社会经济地位对老年人健康状况的影响中存在中介效应，而医疗卫生状况则不存在中介效应。第五，是否有退休金/养老金/养老保险对老年人健康状况没有影响；拥有医疗保险可以促进老年人健康水平的提高。

以劳动参与为切入点进行研究得出：第一，劳动参与对老年人的身体健康状况、心理健康状况有积极影响，根据活动理论可知，劳动参与可以适当锻炼身体、放松心情，从而改善老年人身心健康状况。考虑劳动参与和老年人健康状况互为因果的影响后，该结论仍然成立。第二，照顾孙子女和参加社交活动在劳动参与对老年人身心健康状况的影响中起到负向调节作用，这是因为照顾孙子女和劳动参与之间、社交活动和劳动参与之间存在时间上的排他性。第三，劳动参与对男性老年人身体健康状况的影响更大，对女性老年人心理健康状况的影响更大。这是因为男性的身体本就更强壮一些，而女性承担的家庭压力更大一些，进行劳动参与活动，可以进一步放松心情。第四，劳动参与对居住在农村的老年人身体健康状况的影响更大，这是因为长期居住在农村的老年人呼吸清新空气、运动量大。劳动参与对城乡老年人心理健康状况的影响差距不大，这是因为城乡差距缩小，老年人可以随时和子女联系，孤独感减弱。

以社区养老服务为切入点进行研究得出：第一，老年人虚弱指数偏低，即健康状况良好，但接受到的社区养老服务水平较低。第二，社区养老服务能够显著降低老年人虚弱指数，且该结论在后续的稳健性检验中仍然成立。第三，基础性社区养老服务对老年人虚弱指数的影响显著，但拓展性社区养老服务对老年人虚弱指数的影响不显著。第四，随着老年人虚弱指数得分分布的分位数的增加，社区养老服务的影响系数的绝对值呈现上升的趋势，即社区养老服务对老年人虚弱指数的影响力度随老年人虚弱程度的提高而增大。第五，社区养老服务对老年人虚弱指数的影响存在年龄门槛。对60~78岁和78~91岁年龄段的老年人而言，社区养老服务起到了降低老年人虚弱指数、提高其健康水平的作用，且对较低年龄段的老年人的影响力度更大；对91~101岁和101~117岁年龄段的老年人而言，社区养老服务起到了提高老年人虚弱指数、降低其健康水平的作用，且对较高年龄段的老年人的影响力度更大。第六，社区养老服务对男性老年人、农村老年人和有配偶老年人虚弱指数的降低效果更显著。

以社会资本为切入点进行研究得出：第一，社会网络、社会参与、社会支持均与老年人的抑郁程度有显著的负向关联，老年人通过积极地参与社会活动，从各种社会关系网络中得到社会支持，达到获取资源的目的。第二，社会资本的增加能显著降低老年人的抑郁程度，社会资本作为一种有益的资源，能够帮助他们分担风险、增加生活收入来源，进而改善心理健康状况；而且，对于抑郁程度越高的老年人而言，影响作用越大，这与他们更加缺乏关爱与支持有关。第三，社会资本对城镇老年人和东部地区老年人抑郁程度的影响作用更大，这与城镇地区和东部地区社会经济发展水平更高有关。第四，经济资本和休闲支出在社会资本对老年人抑郁程度的影响中起到多重链式中介作用，社会资本能通过增加经济资本和休闲支出降低老年人的抑郁程度。

以互联网使用为切入点进行研究得出：第一，互联网使用对老年人的自评身体健康状况、客观身体健康状况和心理健康状况都有正向影响，对身体健康状况的影响大于对心理健康状况的影响，对客观身体健康状况的影响大于对自评身体健康状况的影响，说明互联网使用对老年人身体健康状况的实际影响更大。第二，互联网使用通过社交途径对老年人的身心健康状况产生正向影响。通过社交途径，老年人一方面可以与家人、朋友保持联系，获得健康帮助和情感支持；另一方面可以保持活跃状态和社会参与，获得满足、自尊和健康。第三，互联网使用通过学习途径对老年人的身体健康状况产生正向影响，此影响大于通过社交途径产生的影响；对心理健康状况没有影响。通过学习途径，老年人可以获得更为直接、丰富、有效的健康知识。一方面，老年人可以从网上学到很多与身体健康相关的知识，帮助他们增强健康意识和提高健康素养，进而改善生理健康状况；另一方面，老年人可以通过学习顺利实现个人的再社会化，能够适应社会、实现自我价值以及维持健康。第四，互联网使用不通过休闲途径影响老年人的身心健康状况。一方面，互联网中专门服务于老年人的休闲娱乐项目少，老年人较少使用互联网进行休闲娱乐；另一方面，老年人的生理机能随着年龄增加而不断下降，使用互联网会消耗一定的精力与体力，反而不利于休息放松，导致使用互联网与休闲娱乐之间存在一定程度的排他性。第五，互联网使用对低年龄段和居住在城镇的老年人的客观身体健康状况有更大的正向影响。低年龄段和居住在城镇的老年人不仅使用互联网的比例更高，而且使用互联网也更加熟练，可以更好地满足自己的上网需求。

以居住条件为切入点进行研究得出：第一，老年人抑郁程度偏低，但其居住条件偏差。第二，良好的居住条件能够显著缓解老年人的抑郁状况，并且在有效解决模型的内生性问题后，居住条件越好则越有助于老年人抑郁状况的缓解，而且这一结论在后续的稳健性检验中仍然成立。第三，随着老年人抑郁状况得分分布的分位数增加，居住条件的分位数回归系数呈现下降的趋势，这表明老年人抑郁程度越高，则居住条件的影响效果越明显。第四，居住条件对老年人抑郁状况的影响存在年龄门槛，即良好的居住条件对 64 岁以上老年人抑郁状况的缓解程度比对 60~64 岁老年人抑郁状况的缓解程度更高，这表明年龄越大的老年人的抑郁状况越容易受到居住条件的影响。

以多维能源贫困为切入点进行研究得出：第一，多维能源贫困加重了老年人的抑郁程度；对抑郁程度越高的老年人而言，这种影响作用更大。多维能源贫困程度较深的老年人感知到的压力或焦虑更多，从而导致抑郁状况的加重。第二，多维能源贫困对西部地区老年人抑郁程度的影响更大。西部地区较低的经济发展水平和较为落后的能源基础设施，使老年人的多维能源贫困程度较深。第三，多维能源贫困对城镇老年人抑郁程度的影响更大。城乡间较大的贫富差距，造成了能源贫困程度较深的老年人有着较大的心理落差。第四，多维能源贫困对独居老年人抑郁程度的影响更大。独居老年人家庭多维能源贫困程度相对较深，且在使用能源的过程中无家人支持。第五，多维能源贫困通过降低生活满意度加重了老年人的抑郁程度。

以代际支持为切入点进行研究得出：第一，我国老年人口心理健康状况总体较好，城镇老年人口心理健康状况优于农村老年人口心理健康状况，并且高于总体平均水平，但城乡之间差异较小。第二，在子女经济支持方面，我国老年人口总体上以接受子女经济支持为主，其中农村老年人口接受的子女经济支持水平较低。在生活照料方面，我国老年人口以子女生活照料为主且城乡差异较小，但普遍得到的子女生活照料时间较短。在子女精神慰藉方面，无论城乡，尽管超过半数的老年人口不以子女作为主要聊天对象，但超过半数的老年人口以子女作为主要倾诉对象，表明我国老年人口更愿意和子女深入交流。第三，在控制人口特征和社会经济特征变量的前提下，重点研究代际支持对我国老年人口心理健康状况的影响。研究表明，子女经济支持对数和子女生活照料对数均对老年人口心理健康状况具有显著正向影响，即老年人口得到的代际支持越多，心理健康程度越高。第四，在城乡差异方面，子女经济支持对数只对城镇老年人口心理健康状况具有显著正向影响，而子女生活照料对数只对农村老年人口心理健康状况具有显著影响。第五，性别、年龄、自评健康、健康变化、生理健康程度、子女数量、经济状况、收入比较、家庭收入对数、受教育经历、医疗服务保障、社区起居照料、社区上门服务、生活满意度均对我国老年人口心理健康状况具有显著影响。第六，就城乡差异而言，子女数量、婚姻状况只对农村老年人口心理健康状况具有显著影响；性别、家庭收入对数、社区上门服务只对城镇老年人口心理健康状况具有显著影响。

第二节　对策建议

　　基于对家庭社会经济地位的研究，本章提出如下对策建议。第一，深入推进健康老龄化的实施。加强对老年人的健康教育，提高其健康意识和健康素养，养成健康的生活习惯。第二，深入推进积极老龄化战略的实施。一方面，鼓励老年人多元化的社会参与，比如多参加休闲娱乐活动、参与社区治理等，使其继续维持活动状态，延缓健康的亏损速度；另一方面，政府和社会应为老年人的社会参与提供相应支持，如建立老年活动中心、提供文化娱乐设施等。第三，完善养老保障体系。扩大养老保障的覆盖范围，提高老年人的养老保障水平，提升对老年人家庭的经济保障能力。第四，完善医疗保险体系。扩大保险的覆盖人群，扩大保险报销的疾病范围，提高大病的报销比例。第五，加大对每年常规体检的普及力度。针对偏远地区和农村地区，为老年人提供上门免费体检服务；同时，加强对常规体检项目的宣传与实施。第六，加强对农村老年人和高龄老年人的关注，满足老年人的异质性需求。

　　基于对劳动参与的研究，本章提出如下对策建议。第一，加快延迟退休政策进程。因为部分老年人身体健康状况到退休年龄时仍然良好，可以支持他们继续劳动。根据活动理论，劳动参与可以让老年人继续保持活跃状态，这样不仅有利于他们的身心健康，还可缓解政府的养老压力；可以出台政策，为雇佣健康状况良好并有就业意愿的老年人的企业提供补助，鼓励企业为这部分老年人提供就业机会。第二，加快设立0~3岁婴幼儿托育机构进程，减轻父母的照料负担。因为照顾孙子女会占用老年人劳动参与的时间，影响劳动参与对其身体健康、心理健康的积极作用。第三，制定的政策应体现性别差异，如减少就业市场的女性歧视等。不论是男性老年人，还是女性老年人，劳动参与都会对其身体健康和心理健康产生积极的作用，然而，在就业市场上依然存在的性别歧视不利于老年人健康水平的提升。

基于对社区养老服务的研究，本章提出如下对策建议。第一，建立并完善社区养老服务有关法律法规，为持续推进社区居家养老模式发展提供法律依据；国家层面整合养老资源，为社区养老事业发展注入更多人力、物力、财力；鼓励民间社会资本进入社区养老领域，从而形成政府为主导、社会力量为辅助的多元化社区养老服务模式，进而有效提高社区养老服务的数量和质量。第二，在保障老年人基础性社区养老服务需求的基础上，提高对拓展性社区养老服务的重视程度，发挥拓展性社区养老服务在满足老年人养老多元化、精准化需求方面的作用。第三，大力发展社会工作机构，并鼓励支持社会工作机构参与社区养老事业建设，使其从专业的角度来弥补当前社区养老事业存在的不足与缺陷。第四，加强社区养老事业人才队伍建设，通过政策倾斜等方式鼓励支持大学毕业生参与引领社区养老事业发展；推动地方高校加强与社区之间的互动交流，为社区工作人员提供培训评估帮助，以及帮助整合社区养老资源。第五，大力推进基本公共服务均等化，缩小城乡差异和区域差距；重点保障独居、失能、患病、高龄等弱势老年群体的养老服务需求，为该类群体的健康助力。第六，营造良好的社区互动氛围和孝亲敬老环境。在鼓励老年人参与社区活动的同时，支持家庭继续发挥基础养老功能。

基于对社会资本的研究，本章提出如下对策建议。第一，政府及相关部门应加强对老年人的健康教育，利用网络媒体、社交媒体等新媒体的传播优势，提高老年人的健康素养和健康意识，让老年人了解心理健康疾病的危险因素和防范措施，并保持良好的生活心态。第二，扩大老年人的社会网络规模。老年人应主动将日常生活的活动范围由家庭持续向社区（邻里）和社会扩散，形成良好的人际交往关系，从亲缘关系向业缘关系、趣缘关系等转变，以扩大社区网络规模和社团网络规模；同时，政府、企业和家庭应共同推进数字适老化改造，营造一个包容和谐、老年友好的网络社群环境。第三，提高老年人的社会参与水平。老年人应主动转变生活观念，保持积极的社会心态，提高参加各种社会活动的积极性，促进自下而上的主动参与，以实现深度融入社会；同时，政府应加强与老年人相关的基础公共设施建设，比如村老年活动室、村文化广场、社区老年活动中心等。第四，加大对老年人的社会支持力度。借助电视、报纸、新媒体等各种宣传渠道弘扬中华孝道传统美德，营造孝老敬老爱老的社会氛围；同时，政府要积极扶持和引导，加大对社会工作服务机构、社会公益组织等社会组织的培育力度。第五，扩大老年人的经济活动空间。重视老年人作为生产者的角色，促进老年人再就业，以增加其经济收入；重视老年人作为消费者的角色，大力发展银发经济，壮大老年用品产业。第六，关注重点老年群体。针对心理健康状况较差的老年人，利用社会资本的优势，及早加大关怀与支持力度。促进基本公共服务均等化，不断缩小城乡差距和区域差距。

基于对互联网使用的研究，本章提出如下对策建议。第一，在国家目前大力推行智慧养老和"互联网+"养老的背景下，要为老年人丰富上网途径，并对老年人进行培训，使其熟悉各种网络功能，鼓励老年人更多地使用互联网。互联网的发展绝不能把老年人屏蔽在外，全社会要合力解决老年人遭受的数字鸿沟和互联网歧视。第二，老年人通过社交途径可以提高身心健康水平，但很多老年人面临着设备、软件、网页操作难的问题，设备、软件、网页等可考虑在今后的操作中增加老年模式，降低老年人使用的难度。第三，提供面向老年人的互联网教育内容，使老年人不仅能学习到各种健康知识，尤其是关于心理健康方面的知识，而且可以提升自我能力，顺利实现个人的再社会化和整个社会的积极老龄化，使其获得满足、自尊和维持健康。第四，设计制作专门服务于老年人休闲娱乐的设备、软件或节目。互联网中专门服务于老年人休闲娱乐的软件或节目较少，老年人对此有着大量需求，却面临着供给严重不足的局面，致使互联网在老年人的休闲娱乐中没有发挥应有的作用。同时，加强5G技术、人工智能在老年人可穿戴设备方面的研究与应用。第五，提高互联网在农村老年人和中高龄老年人中的普及度。一方面，扩大互联网在农村地区和偏远贫困地区的覆盖面；另一方面，通过知识讲座、志愿者入户和家人辅导等方式，加强对农村老年人和中高龄老年人的互联网培训。

基于对居住条件的研究，本章提出如下对策建议。第一，加快城市化进程，不断完善农村搬迁补偿安置制度，并且提高安置房的适老化程度和其他养老基础设施的完善程度。同时在农村落后地区，可以村为单位进行民居改造，并且推进农村集中居住点建设，在满足老年人乡土情怀的同时改善老年群体的居住条件。第二，加快城市旧房危房和棚户区的改造进程，并适当将有限资源向老年人倾斜，同时提高城市保障性住房的数量和质量，为中低收入住房困难老年家庭提供舒适的居住环境。第三，对于经济社会发展程度偏低的偏远乡村，可由政府无偿对高龄老年人的住房进行修缮和改造。第四，由政府牵头联合社会慈善机构成立住房专项基金，对相关经济困难的城乡老年人进行适当住房改造补贴，例如帮助其改造厕所和室内淋浴设施。第五，完善住房税收政策并且加大宣传力度，以支持和鼓励有条件的老年人自行开展住房内部安全隐患排查和相关改造。

基于对多维能源贫困的研究，本章提出如下对策建议。第一，加大对能源设施的投入，确保老年人都能获得可负担、可靠和可持续的现代能源。第二，深入推进区域协调发展战略，加大对西部等落后地区的扶持力度，补齐能源基础设施建设的短板，缩小区域差距。第三，无论是城镇地区还是农村地区，提高能源服务的普及度，促进城乡能源服务的均等化。此外，在城镇地区应更加注重提高能源可及的公平性。第四，社区（村）应加强对独居老年人的关注和生活支持，帮助他们降低多维能源贫困程度，指导他们使用各种与能源相关的家电设备。第五，对老年人实施能源价格优惠或数量优惠政策，以降低他们的能源贫困程度，从而改善其生活。

　　基于对代际支持的研究，本章提出如下对策建议。第一，加大财政补贴力度，不断完善城乡养老基础设施。第二，鼓励支持家庭发挥养老功能，尤其是引导子女加强对老人的经济支持、精神慰藉和生活照料。第三，加快嵌入式社区养老服务体系建设，加强老年人社会网络建设，满足其多元化养老需求。第四，加强道德宣传和模范引领，在全社会形成敬老爱老良好氛围。

参考文献

（一）中文文献

[1] 安琦：《家庭老年照料对照料者身心健康的影响研究》，《中国经贸导刊》（中）2020年第12期。

[2] 白玥：《劳动参与缓解老年抑郁症状的影响研究》，《浙江工商大学学报》2020年第5期。

[3] 包蕾萍：《生命历程理论的时间观探析》，《社会学研究》2005年第4期。

[4] 薄赢：《代际支持的健康效应及其对老年人医疗消费的影响》，博士学位论文，华东师范大学，2017。

[5] 常捷、马伟、王束枚等：《城市老年人社会资本与焦虑、抑郁的关系》，《中国心理卫生杂志》2017年第4期。

[6] 陈蕾：《社会经济地位对中国老年人虚弱指数和虚弱轨迹的影响——基于生命历程的视角》，《中国社会科学院大学学报》2023年第4期。

[7] 陈谦谦、郝勇：《社区养老服务对老年人心理健康改善的影响研究》，《西北人口》2020年第3期。

[8] 陈鑫：《互联网使用对老年人社会隔离的影响及差异研究》，《当代经济管理》2020年第9期。

[9] 程刚、刘家琼、林楠等：《中学生家庭社会经济地位与心理健康的关系：心理素质的中介作用》，《西南大学学报》（社会科

学版）2019 年第 1 期。

［10］程虹娟、龚永辉、朱从书：《青少年社会支持研究现状综述》，《健康心理学杂志》2003 年第 5 期。

［11］董夏燕、臧文斌：《退休对中老年人健康的影响研究》，《人口学刊》2017 年第 1 期。

［12］杜鹏、马琦峰：《中国社区嵌入式养老：现状与问题浅析》，《人口与发展》2024 年第 3 期。

［13］杜鹏、汪斌：《互联网使用如何影响中国老年人生活满意度?》，《人口研究》2020 年第 4 期。

［14］高明月、黄伟、杨硕等：《辽宁省老年人心理健康自评与生活方式相关因素的研究》，《中国卫生统计》2020 年第 1 期。

［15］郭静、薛莉萍、范慧：《流动老年人口自评健康状况及影响因素有序 logistic 回归分析》，《中国公共卫生》2017 年第 12 期。

［16］郭凯娇、潘华玲、商海成等：《积极老龄化与老年人互联网使用情况——以京津冀地区为例》，《营销界》2020 年第 3 期。

［17］贺寨平：《社会经济地位、社会支持网与农村老年人身心状况》，《中国社会科学》2002 年第 3 期。

［18］侯建明、张培东、周文剑：《代际支持对中国老年人口心理健康状况的影响》，《人口学刊》2021 年第 5 期。

［19］胡宏伟、汪钰、王晓俊等：《"嵌入式"养老模式现状、评估与改进路径》，《社会保障研究》2015 年第 2 期。

［20］胡月：《苏南两市社区老年人自评健康状况的影响因素分析》，《卫生软科学》2020 年第 11 期。

［21］黄乾、于丹：《延迟退休会损害健康吗？——基于对退而不休的研究》，《人口与发展》2019 年第 2 期。

［22］黄倩、李宽、熊德平：《家庭社会经济地位与居民健康——基于生活方式和社会支持双重视角的研究》，《云南财经大学学

报》2020 年第 7 期。

[23] 黄霞:《商贸流通业人才激励机制研究——基于马斯洛需求理论》,《商业经济研究》2015 年第 32 期。

[24] 靳永爱、赵梦晗:《互联网使用与中国老年人的积极老龄化——基于 2016 年中国老年社会追踪调查数据的分析》,《人口学刊》2019 年第 6 期。

[25] 瞿小敏:《代际交换与城市老年人的生活满意度》,《重庆大学学报》(社会科学版) 2015 年第 5 期。

[26] 李洪心、白雪梅:《生命周期理论及在中国人口老龄化研究中的应用》,《中国人口科学》2006 年第 4 期。

[27] 李嘉雨、陈娜:《子女代际支持对老年健康的影响——基于虚弱指数的研究》,《现代预防医学》2023 年第 17 期。

[28] 李磊、秦文哲、陈修闻等:《成都市某社区老年人健康自评及其影响因素分析》,《预防医学情报杂志》2016 年第 8 期。

[29] 李礼、陈思月:《居住条件对健康的影响研究——基于 CFPS2016 年数据的实证分析》,《经济问题》2018 年第 9 期。

[30] 李丽、张淑萍:《基于 2018 中国家庭追踪调查数据分析 65 岁及以上居民自评健康状况影响因素》,《社区医学杂志》2021 年第 1 期。

[31] 李全生:《布迪厄场域理论简析》,《烟台大学学报》(哲学社会科学版) 2002 年第 2 期。

[32] 李伟峰、梁丽霞:《社区照顾理论及其在中国的实践问题》,《济南大学学报》(社会科学版) 2008 年第 1 期。

[33] 李相荣、张秀敏、任正等:《中国西部流动老年人口自评健康状况及其影响因素》,《医学与社会》2021 年第 4 期。

[34] 李阳、王振、曾智:《丧偶对我国老年人心理健康的影响:基于精神虚弱指数视角的研究》,《中国全科医学》2024 年第

6 期。

[35] 梁樱、侯斌、李霜双：《生活压力、居住条件对农民工精神健康的影响》，《城市问题》2017 年第 9 期。

[36] 廖宇航：《中国老年人虚弱指数及其影响因素》，《老龄科学研究》2022 年第 4 期。

[37] 刘昌平、汪连杰：《社会经济地位对老年人健康状况的影响研究》，《中国人口科学》2017 年第 5 期。

[38] 刘慧娟、尹银：《社区服务对老年人健康自评状况的影响》，《中国老年学杂志》2019 年第 11 期。

[39] 刘澜涛：《消费分层背景下社会资本、金融素养与消费倾向变动——基于 CHFS 微观数据库的实证》，《商业经济研究》2021 年第 6 期。

[40] 刘泉：《中国家庭代际关系与老年男子生活幸福度》，《南方人口》2014 年第 4 期。

[41] 陆杰华、林嘉琪：《重度老龄化社会的人口特征、风险识别与战略应对》，《中国特色社会主义研究》2023 年第 1 期。

[42] 陆杰华、刘柯琪：《长寿时代我国百岁老人健康指标变化趋势探究——基于 CLHLS 数据的验证》，《人口与社会》2019 年第 3 期。

[43] 麻莹：《家庭居住条件对儿童学业成绩的影响》，《少年儿童研究》2021 年第 9 期。

[44] 马红梅、尚嘉豪、王鹏程：《互联网使用对农民工就业质量的影响研究》，《重庆社会科学》2023 年第 12 期。

[45] 马天佩、吴念韦、夏静等：《农转非社区老年慢性病患者社会资本对抑郁症状的影响研究》，《四川大学学报》（医学版）2019 年第 4 期。

[46] 马文静、郑晓冬、方向明：《社区养老服务对老年人生活满意

度的影响——基于健康水平与闲暇活动的中介效应分析》，《华南理工大学学报》（社会科学版）2019年第1期。

［47］ 孟东方、李志、周顺文等：《学生家庭社会经济地位与高等学校类型及专业选择的相关性研究（上）》，《渝州大学学报》（哲学·社会科学版）1996年第3期。

［48］ 穆光宗、姚远：《探索中国特色的综合解决老龄问题的未来之路——"全国家庭养老与社会化养老服务研讨会"纪要》，《人口与经济》1999年第2期。

［49］ 聂建亮、陈博晗、吴玉锋：《居住安排、居住条件与农村老人主观幸福感》，《兰州学刊》2022年第1期。

［50］ 曲嘉瑶：《城镇住房环境对老年人照料需求的影响分析》，《老龄科学研究》2021年第5期。

［51］ 石亦飞：《我国老年人自评健康影响因素分析——基于结构方程模型的实证研究》，硕士学位论文，云南财经大学，2020。

［52］ 宋全成、崔瑞宁：《人口高速老龄化的理论应对——从健康老龄化到积极老龄化》，《山东社会科学》2013年第4期。

［53］ 宋晓宇：《上海社区嵌入式养老发展现状及建议》，《科学发展》2020年第9期。

［54］ 粟伟刚：《湖南省农村老人自评健康影响因素研究》，硕士学位论文，湖南农业大学，2018。

［55］ 孙慧波、赵霞：《居住条件对城市老年人健康的影响》，《大连理工大学学报》（社会科学版）2018年第2期。

［56］ 孙燕明：《加强失能老人长期护理保障》，《中国消费者报》2022年9月30日。

［57］ 唐金泉：《代际支持对老年人主观幸福感的影响——基于年龄组的差异性分析》，《南方人口》2016年第2期。

［58］ 万媛媛、曾雁冰、方亚：《劳动参与对退休老年群体健康的影

响研究》，《中国卫生政策研究》2021 年第 1 期。

［59］ 汪斌：《多维解释视角下中国老年人互联网使用的影响因素研究》，《人口与发展》2020 年第 3 期。

［60］ 汪连杰：《互联网使用对老年人身心健康的影响机制研究——基于 CGSS（2013）数据的实证分析》，《现代经济探讨》2018 年第 4 期。

［61］ 王大华、佟雁、周丽清等：《亲子支持对老年人主观幸福感的影响机制》，《心理学报》2004 年第 1 期。

［62］ 王甫勤、马瑜寅：《社会经济地位、社会资本与健康不平等》，《华中科技大学学报》（社会科学版）2020 年第 6 期。

［63］ 王萍、高蓓：《代际支持对农村老年人认知功能发展趋势影响的追踪研究》，《人口学刊》2011 年第 3 期。

［64］ 王萍、李树茁：《代际支持对农村老年人生活满意度影响的纵向分析》，《人口研究》2011 年第 1 期。

［65］ 王小万、刘丽杭：《Becker 与 Grossman 健康需求模型的理论分析》，《中国卫生经济》2006 年第 5 期。

［66］ 韦倩、徐榕：《互联网使用与信贷排斥的缓解——基于中国家庭追踪调查的数据》，《武汉大学学报》（哲学社会科学版）2021 年第 5 期。

［67］ 温少政、宗占红：《社区居家养老服务对失能老年人心理健康的影响》，《中国健康心理学杂志》2023 年第 11 期。

［68］ 邬沧萍、姜向群：《"健康老龄化"战略刍议》，《中国社会科学》1996 年第 5 期。

［69］ 吴炳义、董惠玲、武继磊等：《社区卫生服务水平对老年人健康的影响》，《中国人口科学》2021 年第 4 期。

［70］ 吴维东、任晓晖、李宁秀：《成都市高新区老年人健康自评影响因素分析》，《现代预防医学》2016 年第 10 期。

［71］ 夏冰心：《收入不平等、居住条件与农村老年人口健康关系研究》，《山西农经》2020 年第 7 期。

［72］ 肖冬平、王春秀：《社会资本研究》，云南大学出版社，2013。

［73］ 谢祥龙、陈艳、劳颖欣等：《老年人互联网使用现状、影响因素及应对策略》，《中国老年学杂志》2017 年第 13 期。

［74］ 薛新东、葛凯啸：《社会经济地位对我国老年人健康状况的影响——基于中国老年健康影响因素调查的实证分析》，《人口与发展》2017 年第 2 期。

［75］ 阳义南、李思华：《社区养老精神慰藉服务对老年人心理健康的影响——基于多指标多因素结构方程模型》，《四川轻化工大学学报》（社会科学版）2021 年第 3 期。

［76］ 杨磊、申鲁军、胡媛艳：《社区心理健康服务对老年人生活满意度的影响机制研究》，《中国卫生事业管理》2018 年第 5 期。

［77］ 杨磊、王延涛：《中国老年人虚弱指数与死亡风险及队列差异》，《人口与经济》2016 年第 2 期。

［78］ 杨璐：《中老年人互联网使用状况的影响因素研究——基于 CHARLS 数据》，《人口与社会》2020 年第 3 期。

［79］ 杨雨程、洪倩、周伟强等：《安徽省社区居家老年人自评健康状况及影响因素》，《中国农村卫生事业管理》2021 年第 6 期。

［80］ 俞林伟：《居住条件、工作环境对新生代农民工健康的影响》，《浙江社会科学》2016 年第 5 期。

［81］ 喻婧、李娟：《全国首次老年心理健康状况调查报告》，《中国社会工作》2011 年第 29 期。

［82］ 袁妙彧、马倩、李丽芳：《社区居住条件与老年人心理咨询服务需求——基于 CLHLS 数据的分析》，《湖北经济学院学报》2019 年第 5 期。

［83］ 曾宪新：《老年健康综合指标——虚弱指数研究进展》，《中国

老年学杂志》2010 年第 21 期。

[84] 张芬、沈晨：《劳动参与、代际支持与老年心理健康》，《人口与发展》2022 年第 3 期。

[85] 张竞月、许世存：《社会资本对农村老年人生活满意度的影响》，《人口学刊》2021 年第 2 期。

[86] 张莉：《中国高龄老人的居住安排、代际关系和主观幸福感——基于对 CLHLS 数据的分析》，《国家行政学院学报》2015 年第 5 期。

[87] 张丽：《农村老年居民健康状况与影响因素分析——基于江苏地区的调查研究》，《市场周刊》（理论研究）2016 年第 11 期。

[88] 张仁慧、苏群：《社区居家养老服务对老年人健康的影响——来自 CLHLS 数据的实证分析》，《老龄科学研究》2019 年第 11 期。

[89] 张拓红、王成彪、杨辉等：《社会经济地位与老年人健康状况》，《中国初级卫生保健》2002 年第 9 期。

[90] 张文宏、张君安：《社会资本对老年心理健康的影响》，《河北学刊》2020 年第 1 期。

[91] 张文娟、李树茁：《代际支持对高龄老人身心健康状况的影响研究》，《中国人口科学》2004 年第 S1 期。

[92] 张新辉、李建新：《社区老年服务供需动态变化与平衡性研究——基于 CLHLS 2005—2014 的数据》，《社会保障评论》2019 年第 2 期。

[93] 张在冉、杨俊青：《居住条件、子女就学与农民工城市定居意愿——基于 2017 年流动人口动态监测数据的实证分析》，《现代财经》（天津财经大学学报）2020 年第 3 期。

[94] 章萍：《嵌入式养老：上海养老服务模式创新研究》，《现代管理科学》2016 年第 6 期。

［95］赵建国、刘子琼：《互联网使用对老年人健康的影响》，《中国人口科学》2020 年第 5 期。

［96］郑频频、史慧静主编《健康促进理论与实践》（第二版），复旦大学出版社，2011。

［97］周长城：《理性选择理论：社会学研究的新视野》，《社会科学战线》1997 年第 4 期。

［98］周坚、何梦玲：《代际支持对老年人生活满意度的影响——基于 CLHLS2014 年数据的实证分析》，《中国老年学杂志》2019年第 7 期。

［99］周俊山、尹银：《住房对城市老年人生活满意度的影响》，《中国老年学杂志》2013 年第 16 期。

［100］周鹏：《社区养老服务对失能老人心理健康的作用研究——基于 2018 年 CLHLS 数据的实证分析》，《大众标准化》2021 年第 9 期。

［101］周文博：《基于活动理论的农家书屋建设与发展动力机制反思》，《图书馆建设》2022 年第 6 期。

［102］周文剑：《社会资本对中国老年人口相对贫困的影响研究》，博士学位论文，吉林大学，2023。

［103］朱素蓉、王娟娟、卢伟：《再谈健康定义的演变及认识》，《中国卫生资源》2018 年第 2 期。

［104］祝欢、高博、彭嘉怡等：《中国城市老年人社会经济地位、生产性老龄化与虚弱指数的相关研究》，《四川大学学报》（医学版）2023 年第 2 期。

［105］祝毅、张顺：《教育与家庭地位影响青年初职地位获得的相对强度：1977-2014》，《复旦教育论坛》2020 年第 6 期。

（二）外文文献

［1］Aggarwal, B., Xiong, Q., Schroeder-Butterfill, E., "Impact of the Use of the Internet on Quality of Life in Older Adults: Review of Literature," *Primary Health Care Research & Development* 21 (2020).

[2] Alkire, S., Foster, J., "Counting and Multidimensional Poverty Measurement," *Journal of Public Economics* 95 (2011): 476-487.

[3] Banerjee, R., Mishra, V., Maruta, A. A., "Energy Poverty, Health and Education Outcomes: Evidence from the Developing World," *Energy Economics* 101 (2021): 105-110.

[4] Barough, B. I., Hadafi, F., "Study on Environmental Factors in Elderly House," *International Journal of Life Science and Pharma Research* 7 (2017): L12-L25.

[5] Bollino, C. A., Botti, F., "Energy Poverty in Europe: A Multidimensional Approach," *PSL Quarterly Review* 70 (2017): 473-507.

[6] Bourdieu, P., "Registered Capital," *Actes De La Recherche En Sciences Sociales* 31 (1980): 2-3.

[7] Brown, H., Vera-Toscano, E., "Energy Poverty and Its Relationship with Health: Empirical Evidence on the Dynamics of Energy Poverty and Poor Health in Australia," *SN Business & Economics* 1 (2021): 139.

[8] Bukari, C., Broermann, S., Okai, D., "Energy Poverty and Health Expenditure: Evidence from Ghana," *Energy Economics* 103 (2021): 105-109.

[9] Cai, L., Cong, C., "Effects of Health and Chronic Diseases on Labour Force Participation of Older Working-age Australians," *Australian Economic Papers* 48 (2009): 166-182.

[10] Cai, L., Kalb, G., "Health Status and Labour Force Participation: Evidence from Australia," *Health Economics* 15 (2006):

241-261.

[11] Cai, L. , "The Relationship between Health and Labour Force Participation: Evidence from a Panel Data Simultaneous Equation Model," *Labour Economics* 17 (2010): 77-90.

[12] Cao, W. M. , Li, L. , Zhou, X. D. , et al. , "Social Capital and Depression: Evidence from Urban Elderly in China," *Aging & Mental Health* 19 (2015): 418-429.

[13] Che, Y. , Li, X. , "Retirement and Health: Evidence from China," *China Economic Review* 49 (2018): 84-95.

[14] Cheng, S. P. , Wang, T. F. , Tang, F. I. , et al. , "The Influence of High-rise Residence on Physical Activity and Quality of Life among Older People with Leprosy in a Retirement Community," *Ageing & Society* 34 (2014): 90-105.

[15] Cheng, Z. M. , Tani, M. , Wang, H. N. , "Energy Poverty and Entrepreneurship," *Energy Economics* 102 (2021): 105-112.

[16] Chou, W. H. , Lai, Y. T. , Liu, K. H. , "User Requirements of Social Media for the Elderly: A Case Study in Taiwan," *Behaviour & Information Technology* 32 (2013): 920-937.

[17] Cohall, A. , Nye, A. , Moon-Howard, J. , et al. , "Computer Use, Internet Access, and Online Health Searching among Harlem Adults," *American Journal of Health Promotion* 25 (2011): 325-333.

[18] Coleman, J. S. , "Social Capital in the Creation of Human-capital," *American Journal of Sociology* 94 (1988): S95-S120.

[19] Dave, D. , Rashad, I. , Spasojevic, J. , "The Effects of Retirement on Physical and Mental Health Outcomes," *Southern Economic Journal* 75 (2008): 497-523.

［20］ Donald, I. P. , "Housing and Health Care for Older People," *Age and Ageing* 38 (2009): 364-367.

［21］ Druica, E. , Goschin, Z. , Ianole-Calin, R. , "Energy Poverty and Life Satisfaction: Structural Mechanisms and Their Implications," *Energies* 12 (2019): 3988.

［22］ Dwyer, D. S. , Mitchell, O. S. , "Health Problems as Determinants of Retirement: Are Self-rated Measures Endogenous?," *Journal of Health Economics* 18 (1999): 173-193.

［23］ Feng, J. , Li, Q. , Smith, J. P. , "Retirement Effect on Health Status and Health Behaviors in Urban China," *World Development* 126 (2020): 104702.

［24］ Firdaus, G. , "Built Environment and Health Outcomes: Identification of Contextual Risk Factors for Mental Well-being of Older Adults," *Ageing International* 42 (2017): 62-77.

［25］ Gatto, S. L. , Tak, S. H. , "Computer, Internet, and E-mail Use among Older Adults: Benefits and Barriers," *Educational Gerontology* 34 (2008): 800-811.

［26］ Getie, E. M. , "Poverty of Energy and Its Impact on Living Standards in Ethiopia," *Journal of Electrical and Computer Engineering* 20 (2020): 750-760.

［27］ Gil-Flores, J. , "Measuring Primary School Students' Family Socioeconomic Status," *Revista de Educación* 362 (2013): 298-322.

［28］ Hailemariam, A. , Sakutukwa, T. , Yew, S. L. , "The Impact of Energy Poverty on Physical Violence," *Energy Economics* 100 (2021): 105-136.

［29］ Hee, J. E. , Hyun-Joo, L. , "An Analysis of Pathways on the Housing Environment, Self-esteem, and Health of Persons with

Disabilities over 45 Years of Age," *Social Welfare and Law Journal* 13 (2022): 235-263.

[30] Heo, J., Chun, S., Lee, S., et al., "Internet Use and Well-being in Older Adults," *Cyberpsychology behavior and Social Networking* 18 (2015): 268-272.

[31] Jones-Rounds, M. L., Evans, G. W., Braubach, M., "The Interactive Effects of Housing and Neighbourhood Quality on Psychological Well-being," *Journal of Epidemiology and Community Health* 68 (2014): 171-175.

[32] Kalwij, A., Vermeulen, F., "Health and Labour Force Participation of Older People in Europe: What Do Objective Health Indicators Add to the Analysis?," *Health Economics* 17 (2008): 619-638.

[33] Leach, G., "The Energy Transition," *Energy Policy* 20 (1992): 116-123.

[34] Lee, E. J., Park, S. J., "A Framework of Smart-Home Service for Elderly's Biophilic Experience," *Sustainability* 12 (2020).

[35] Lee, J., Kim, M. H., "The Effect of Employment Transitions on Physical Health among the Elderly in South Korea: A Longitudinal Analysis of the Korean Retirement and Income Study," *Social Science & Medicine* 181 (2017): 122-130.

[36] Lee, S. Y., "The State of Housing of the Elderly with Vision Impaired and the Its Impacts on Quality of Life," *Architectural Research* 18 (2016): 129-136.

[37] Li, J., Zhao, D., Dong, B., et al., "Frailty Index and Its Associations with Self-neglect, Social Support and Sociodemographic Characteristics among Older Adults in Rural China," *Geriatrics & Gerontology International* 18 (2018): 987-996.

[38] Lim, A., Kim, N., Choi, Y., "A Study on the Longitudinal Reciprocal Relationship between Social Capital and Depression in the Korean Elderly: Application of an Autoregressive Cross-lagged Model," *Educational Gerontology* 49 (2023): 131-142.

[39] Lima, F., Ferreira, P., Leal, V., "A Review of the Relation between Household Indoor Temperature and Health Outcomes," *Energies* 13 (2020): 1-24.

[40] Lin, B.Q., Okyere, M.A., "Multidimensional Energy Poverty and Mental Health: Micro-level Evidence from Ghana," *International Journal of Environmental Research and Public Health* 17 (2020): 6726.

[41] Liu, Y.F., Dijst, M., Faber, J., et al., "Healthy Urban Living: Residential Environment and Health of Older Adults in Shanghai," *Health & Place* 47 (2017): 80-89.

[42] Liu, Z.M., Deng, M.Y., Cui, Z.W., et al., "Impact of Energy Poverty on the Welfare of Residents and Its Mechanism: An Analysis Based on CGSS Data," *China Soft Science* 8 (2020): 143-163.

[43] Mahmoodabad, S.M., Zareipour, M., Askarishahi, M., et al., "Effect of the Living Environment on Falls among the Elderly in Urmia," *Open Access Macedonian Journal of Medical Sciences* 6 (2018): 2233-2238.

[44] Masoumi, S., Emami, A., Mirsaeedie, L., "Elderly Mobility and Architectural Factors in Apartment Units: A Hierarchical Regression Analysis," *Journal of Aging and Environment* 35 (2021): 273-294.

[45] Mitnitski, A., Collerton, J., Martin-Ruiz, C., et al., "Age-

related Frailty and Its Association with Biological Markers of Ageing," *BMC Medicine* 13 (2015): 161.

[46] Mulliner, E., Riley, M., Maliene, V., "Older People's Preferences for Housing and Environment Characteristics," *Sustainability* 12 (2020): 5723.

[47] Nawaz, S., "Energy Poverty, Climate Shocks, and Health Deprivations," *Energy Economics* 100 (2021): 105-108.

[48] Nie, P., Li, Q. G., Sousa-Poza, A., "Energy Poverty and Subjective Well-being in China: New Evidence from the China Family Panel Studies," *Energy Economics* 103 (2021): 105-108.

[49] Nie, P., Li, Y., Ding, L. L., et al., "Housing Poverty and Healthy Aging in China: Evidence from the China Health and Retirement Longitudinal Study," *International Journal of Environmental Research and Public Health* 18 (2021): 9911.

[50] Okushima, S., "Gauging Energy Poverty: A Multidimensional Approach," *Energy* 137 (2017): 1159-1166.

[51] Okushima, S., "Measuring Energy Poverty in Japan, 2004 - 2013," *Energy Policy* 98 (2016): 557-564.

[52] Pandey, M. K., "Labor Force Participation among Indian Elderly: Does Health Matter?," *Estudios Economicos (Mexico City, Mexico)* 23 (2009).

[53] Pan, H., "Cognitive Social Capital Including Family Support and Its Relation with Depression among Chinese Elderly Residents," *Journal of Family Studies* 28 (2022): 277-293.

[54] Papada, L., Kaliampakos, D., "A Stochastic Model for Energy Poverty Analysis," *Energy Policy* 116 (2018): 153-164.

[55] Phillips, D. R., Siu, O. L., Yeh, A. G. O., et al., "The Im-

pacts of Dwelling Conditions on Older Persons' Psychological Well-being in Hong Kong: The Mediating Role of Residential Satisfaction," *Social Science & Medicine* 60 (2005): 2785-2797.

[56] Prakash, K., Munyanyi, M. E., "Energy Poverty and Obesity," *Energy Economics* 101 (2021): 105-108.

[57] Rafi, M., Naseef, M., Prasad, S., "Multidimensional Energy Poverty and Human Capital Development: Empirical Evidence from India," *Energy Economics*, 101 (2021): 101-106.

[58] Rashmi, F., Dheeraj, T., Neha, C., "A Study on Impact of Internet Usage on Quality of Life of Senior Citizens," *Jaipuria International Journal of Management Research* 4 (2018): 52-58.

[59] Shapira, N., Barak, A., Gal, I., "Promoting Older Adults' Well-being through Internet Training and Use," *Aging & Mental Health* 11 (2007): 477-484.

[60] Szabo, A., Allen, J., Alpass, F., et al., "Loneliness, Socio-economic Status and Quality of Life in Old Age: The Moderating Role of Housing Tenure," *Ageing & Society* 39 (2019): 998-1021.

[61] Szabo, A., Allen, J., Alpass, F., et al., "Longitudinal Trajectories of Quality of Life and Depression by Housing Tenure Status," *Journals of Gerontology Series B: Psychological Sciences and Social Sciences* 73 (2018): E165-E174.

[62] Schetter, C. D., Schafer, P., Lanzi, R. G., et al. "Shedding Light on the Mechanisms Underlying Health Disparities through Community Participatory Methods: The Stress Pathway," *Perspectives on Psychological Science* 8 (2013): 613-633.

[63] Tran, T. Q., Van Vu, H., "A Microeconometric Analysis of Housing and Life Satisfaction among the Vietnamese Elderly,"

Quality & Quantity 52（2018）：849-867.

[64] Van Gameren, E., "Labor Force Participation of Mexican Elderly: The Importance of Health," *Estudios Economicos（Mexico City, Mexico）* 23（2008）：89.

[65] Winkleby, M. A., Jatulis, D. E., Frank, E., et al., "Socioeconomic-Status and Health: How Education, Income, and Occupation Contribute to Risk Factors for Cardiovascular Disease," *American Journal of Public Health* 82（1992）：816-820.

[66] Xiao, Y. M., Wu, H., Wang, G. H., et al., "The Relationship between Energy Poverty and Individual Development: Exploring the Serial Mediating Effects of Learning Behavior and Health Condition," *International Journal of Environmental Research and Public Health* 18（2021）：88-90.

[67] Yao, Y., Zhang, S., Li, A. H., "Effects of Educational Attainment and Housing Condition on Self-rated Health in Old Age: Heterogeneity and Tendency in China," *Frontiers in Public Health* 9（2022）.

[68] Zhang, D. Y., Li, J. J., Han, P., "A Multidimensional Measure of Energy Poverty in China and Its Impacts on Health: An Empirical Study Based on the China Family Panel Studies," *Energy Policy* 131（2019）：72-81.

[69] Zhang, J., He, Y., Zhang, J., "Energy Poverty and Depression in Rural China: Evidence from the Quantile Regression Approach," *International Journal of Environmental Research and Public Health* 19（2022）：1006.

[70] Zhang, Z. Y., Shu, H. T., "Multidimensional Energy Poverty and Resident Health," *Journal of Shanxi University of Finance and*

Economics 8 （2020）: 16-26.

[71] Zhou, W., Hou, J., Sun, M., et al., "The Impact of Family Socioeconomic Status on Elderly Health in China: Based on the Frailty Index," *International Journal of Environmental Research and Public Health* 19 （2022）: 968.

[72] Zickuhr, K., Madden, M., "Older Adults and Internet Use: For the First Time, Half of Adults Ages 65 and Older Are Online," Pew Research Center's Internet & American Life Project, 2012.

图书在版编目（CIP）数据

中国老年人口健康状况的影响因素研究／侯建明著．
北京：社会科学文献出版社，2025.3. --（东北亚研究
院学者论丛）. --ISBN 978-7-5228-5131-0

Ⅰ. R161.7

中国国家版本馆 CIP 数据核字第 20251FB928 号

东北亚研究院学者论丛
中国老年人口健康状况的影响因素研究

著　　者／侯建明

出 版 人／冀祥德
责任编辑／高　雁
文稿编辑／陈丽丽
责任印制／岳　阳

出　　版／社会科学文献出版社·经济与管理分社（010）59367226
　　　　　地址：北京市北三环中路甲 29 号院华龙大厦　邮编：100029
　　　　　网址：www.ssap.com.cn
发　　行／社会科学文献出版社（010）59367028
印　　装／三河市龙林印务有限公司

规　　格／开　本：787mm×1092mm　1/16
　　　　　印　张：14　字　数：183 千字
版　　次／2025 年 3 月第 1 版　2025 年 3 月第 1 次印刷
书　　号／ISBN 978-7-5228-5131-0
定　　价／128.00 元

读者服务电话：4008918866